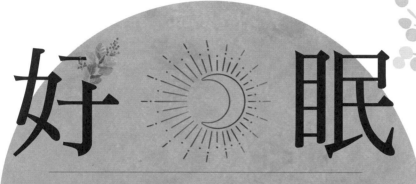

好眠

全方位探究失眠身心缺乏，
結合芳療照護、精油調香、好眠儀式，
為你找回睡好覺的原廠設定！

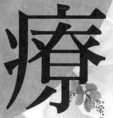

芳療

英國 IFA 國際芳療協會認證校長
鄭雅文 Vivian ──著

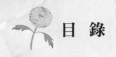

目 錄

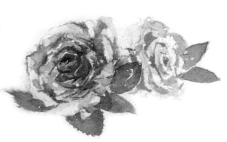

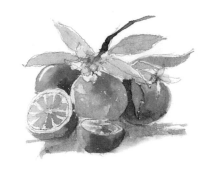

Chapter 3　因生活習慣影響睡眠的你

Chapter 4　抱著煩惱睡不著的你

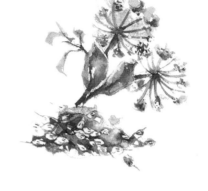
Chapter 5 老化症狀影響睡眠的你

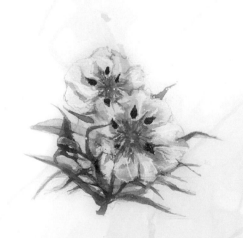

Appendix 2 適用於好眠芳療之植物介紹

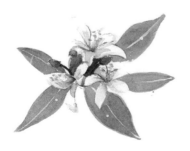

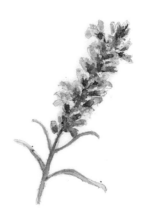

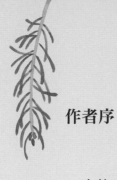
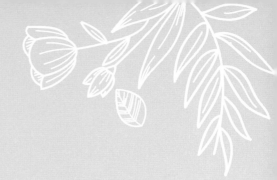

作者序

　　人的一生總如過眼雲煙，所有過往都只能留存念想，但未來卻可依循當下所作所為去執行獲取，健康就是如此！現代人追尋的健康不外乎於身心靈養護，除了先天條件本質，更多來自後天生活習性養成，而漫談健康，睡眠即是首要！睡眠不僅影響早晨起床後的感受、整天的精神，對於大腦的學習、認知和情緒更顯重要，只要睡得好，人的身心及功能基本沒有什麼大不了，我們都該學習如何好好睡覺！

　　睡覺儘管是自然本能，但仍需要學習養成！良好的睡眠得要透過習慣去塑造，且探看飲食、作息、運動與決策的積累，翻看這本書，可以帶領你藉由日常記錄為自己量身打造專屬的「好眠日誌」，透過本書學術量表的自我評估，進一步找出影響你及家人睡眠的主要干擾原因，習得植物花草的居家應用與精油香氣，散播馨香且活用於日常，以掌握奠基睡得好的基本要素。

　　現代人身心忙碌，就更該在夜間卸下日間的壓力煩憂，讓夜晚純粹屬於自己，好好睡覺，並且睡好！睡飽！

英國 IFA 國際芳療協會認證校長

鄭雅文Vivian

Chapter 1

你有多久沒有
好好睡一覺？

Aromatherapy for sleep

人為什麼需要睡覺？

　　根據2021年國人平均餘命調查（對象為男性80歲及女性86歲），如果每天睡眠時間7小時，每年就佔了2,555小時，幾近3.55個月的時間，約莫34%的時光就這麼待在被窩裡，若以男女平均餘命計算，人們光睡覺就耗了24.5年哪！你或許會想，如果人不睡覺是不是就可省下時間，讓人生更多彩多姿？生命就多了三分之一的機會讓你更有本錢到處闖盪；如果人不需要睡覺，世界從此不分晨昏晝夜，街上24小時有燈光點綴，你就不會覺得孤單一人，總會有人陪你渡過漫漫長夜。但實際上，人天生有睡覺的需求和本能，而且不僅是人類，連家裡的貓狗、河裡的魚蝦，甚至蚊子、水蛭…等所有生物都需要睡覺，只是睡覺模式、時間長短各有不同，還會依照四季及時節進一步調整。

◉ 睡眠對人體的各種影響

　　透過睡眠，生物體得以重新調整並修復損傷的細胞、組織及人體系統運行，也唯有深度的睡眠模式，才能修整混亂失調的自律神經，利用副交感神經提振達到肌肉組織的放鬆、調適過於短促的呼吸，並協助免疫力的穩健，激勵腸胃蠕動且促進吸收及排泄，睡覺可以說是生物體最為重要的自我保健方式，也是人們最為簡便的自癒力修整。人體每日的運作汲汲營營，就像機器般不得停歇，若想走得長遠，就得適時休憩和保養，每晚「好好入睡」自然成為至關重要的事。

話說至此，如果你仍想要挑戰生物的極限、創造生命的極致可能，刻意選擇不睡覺會發生什麼事呢？研究學者指出，就維持生存來說，睡眠和水一樣重要，如果比較「不吃」和「不睡」，「不睡」更容易終結生命；每當夜晚睡眠未達6小時，體內飢餓素（Ghrelin）會增加，而瘦體素（Leptin）會下降，睡眠不足不僅讓人感到疲憊、饑餓感也因此激增，難以獲得飽足感受；如果每晚睡不到5小時，胰島素將失衡，導致葡萄糖分泌錯亂而引起人體荷爾蒙失調，若如此持續5年，動脈硬化風險將增加三倍；若每晚只睡4小時會引起人體炎症生發，增加心血管風險及代謝性損傷；如果連續醒著超過16小時，人體生理和心理將開始自我攻擊；當清醒超過20小時，研究證實精神狀態已和嚴重酒醉沒兩樣；倘若直接剝奪睡眠，恐誘發神經性腦癱，輕則喪失機能，重則休克或邁向死亡。在探查相關研究後，我只想說一句：「自由誠可貴，生命價更高！」別為了享受片刻的短暫歡愉，而打亂了身體健康的規律和需求。

「飢餓素不僅會增加飢餓感知，更參與了調節人體的能量平衡，分泌過多會使體重及脂肪量增加，影響ATP調節及能量輸出，更因此活化了膽鹼能，引起多巴胺傳遞『自我犒賞享樂迴路』的增強，進而產生難以滿足的失落感！」

　　優質的睡眠不僅講求時間，更應著重品質成效。近年來，國人對於睡眠需求的意識抬頭，不少言論同步鎖定「自律神經」對於睡眠的健康影響，要有良好的睡眠就必須讓主導活躍提振的「交感神經」在日間盡情展現，雖然不一定要時刻璀璨或慷慨激昂，但要能透過交感神經的提振帶動精力與動能去執行和完成日間事務所需。

　　然而，當日光低垂、夜幕逐漸壟罩大地，生物本能開始以副交感神經分泌逐漸地取代交感神經運行，此時副交感神經就好似涓涓細流，絲縷跨越、輕柔撫慰著日間消耗且疲憊凋零的組織細胞，人體的動態表象也隨之變化，如心跳漸顯和緩，呼吸逐漸加深延長，對於外界的刺激與反應也變得沒那麼敏銳，甚至顯得有些呆滯，但同時胃腸消化感知會因為副交感神經上揚而逐漸活絡起來，此時放鬆的身心會增加飢餓感及飲食口味的敏感度之外，對於情感交流的需求也逐漸擴大，這些都是因為卸除了外在武裝，所以不少人會覺得下班後的自己比較感性柔弱，情緒觸動也易有波濤。

　　我倒覺得，這等軟性的變化是上天賜給人們充電調整的好時機，讓每個人都能在日間勤奮工作之後，卸去一身壓力與疲憊，提升與人交流接觸的需求和對親密陪伴的渴望，賦予了彼此互動及心靈竄流的敏銳感知，因此人們總說夜晚是屬於愛人及被愛的時光，神經觸動的傳遞會在身心舒適放鬆時獲得敏銳且真實的感受。

有別於夜晚，日間的身心受到交感神經的激勵，為了專注於日常工作的執行，常不得不壓抑自我覺察，因此越是處於緊繃疲憊生活型態的人，越容易忽略或超出身心負荷。嚴重時，還可能導致不知道冷或熱、不知道飽也不確定餓，但這等被忽略的生理需求總會在放鬆歇下時迎面撲來，當身體出現疲憊、疼痛、眼睛乾澀、消化不良、情緒暴躁、專注力不佳…等身心症狀時，多數人仍未能察覺這些習以為常的身體表徵，其實是超越身心負擔的警訊，多數會牽連影響夜晚睡眠；若一直選擇漠視，必將造成身心健康的莫大危害。

◖ 充足的褪黑激素是良好睡眠的促進之源

　　人的作息本來就依循著日出日落，生理時鐘皆受到日光、飲食、生活作息及社交活動影響。當太陽西下，輔助睡眠的褪黑激素主要會由松果體掌控分泌，足夠的褪黑激素分泌讓身體產生睡眠意識，入眠的訊息會透過血液傳遍周身，就好似古代的巡更人走遍全城，並敲打喊道：「天乾物燥、小心火燭」，褪黑激素的散播就像如此，所到之處皆傳遞著放鬆和緩的信息。當褪黑激素到來，人體各處器官、組織接收了這允許放鬆的訊號，細胞們才能放心地進行分裂與修護，以修補器官於日常匆促、疲憊引起損傷或凋零的組織，穩定人體各處新陳代謝的健康。

　　為了啟動夜晚療護的自癒力，褪黑激素的分泌是極為重要的功臣之一，然而它有一定的規律性，一般從午後2～4點開始分泌，夜晚

10點～凌晨4點之際達到高峰。褪黑激素必須在沒有光源的黑暗中產生，目前「光線」已被確認是抑制褪黑激素分泌的主要元兇，但現代人作息延遲、加上3C產品使用過於頻繁，無論是該睡不睡的日夜顛倒，或是空間光線總是夜如白晝、藍光刺激不斷…等，當光源被視神經接收傳遞，將抑制褪黑激素分泌而導致生理時鐘混亂異常。人體的生理狀態多達15%的基因與晝夜節律有關，當生理時鐘出現異樣，蒙受傷害的就不僅是單一睡眠狀況，更容易帶來後續一連串的身心健康損傷。

不只是3C產品（手機、平板、電腦螢幕顯示器），一般家用日光燈泡、LED燈管都含有影響視網膜色素上皮細胞死亡和誘發黃斑部病變的高能藍光，因此夜晚要減少使用3C產品；國外學者甚至建議，應在睡前1～2小時避免滑手機、看電腦…等，可有助睡眠品質提升，如果真有使用的必要、那就調暗螢幕亮度、暖化螢幕色彩吧！

　　幾個世紀以來，研究學者及科學家發現情緒及睡眠似乎也與月亮陰晴圓缺有關，最新的一項有趣實驗即是探討月亮週期波動對睡眠的影響。2021年由美國華盛頓大學、阿根廷國立基爾梅斯大學和耶魯大學於「科學進展（Science Advances）」發表的一篇論文中展示人類的睡眠和腦部皮質活動與月亮週期的影響。這項研究是由華盛頓大學生物

學教授奧拉西奧・德拉伊格萊西亞（Horacio de la Iglesia）領導，研究小組觀察城市和農村環境的睡眠時間及變化，他們發現隨著月亮週期改變，人體入睡越顯拖延且睡眠減少，這種改變在沒有電力的農村社區裡，滿月時期的夜間活動增加和睡眠縮減情況最為強烈，而在有電的社區中，影響亦顯存在。

　　研究顯示，城市人造光源已長期擾亂生物的生理時鐘，城市居住者的睡覺時間大幅後延、睡眠時間也少於農村居住者，然而隨著月亮週期變化，城市及農村人皆展現了相同的睡眠震盪，睡眠時間平均差異為46～58分鐘，就寢時間變化約晚了30分鐘，這顯示出人們在滿月前的3～5天入睡時間較晚且睡眠時間變短。由此可知，月亮皎潔雖美，但若成為干擾或影響你睡眠的原因，那麼「避光」也是營造良好睡眠要考慮的要素。

了解睡眠週期與自我評量

　　每回在講堂上談到睡眠議題，大眾最感到疑惑的就是：「什麼狀態算是睡得好？什麼又是睡不好？」一般迷思認為，只要躺著能睡著就是睡得好，當你翻來覆去睡不著，可能就是失眠的前兆？有人總在白天感到昏昏沉沉、怎麼睡也睡不飽，也有人明明自然清醒，卻總是覺得很疲勞！除了睡眠狀態，先天基因也決定了個人的睡眠時間長短，人人都有自己的睡眠模式，包含了睡眠習慣和喜好，最大的重點更在於「人體對於睡眠的需要」！我們的身體會依據不同的能量消耗、生活模式及環境需求做調整，造就了有人需要8～10小時才覺得睡飽，卻也有人只睡短暫的3～4小時就剛剛好，所以睡眠的持續時間並不是判斷睡眠品質的唯一指標，重點是早晨起床時整個人感覺神清氣爽，擁有良好的精神與足夠體力去支援且應付整日所需。

🌢 睡眠的4個週期與變化

　　夜晚睡覺時，我們的大腦並不像傳統認知會進入休眠，而是依舊忙碌地修護著一整日的信息，完整的睡眠週期是以4個睡眠階段的循環模式進行，初入眠的第1～3階段屬於**非快速動眼期（NREM），亦可稱為「安靜睡眠」**，睡得越是深沉，就越難被喚醒。而第4階段**快速動眼期（Rapid eye movement, REM）**，又稱「快波睡眠」，約佔成人整晚睡眠的25%，不同的睡眠階段在維持大腦的整體認知表現上都有獨特的功能和作用，有些階段還與身體修復有關，維持人體健康

並為隔天做好準備。睡眠醫學傳統曾經將睡眠週期分為5個階段，直至2007年美國睡眠研究所將原定第3～4階段合併成為現今新的第3階段。

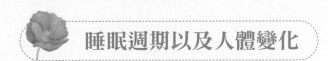

睡眠週期以及人體變化

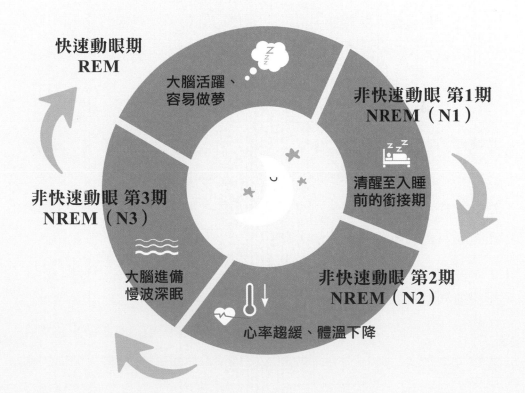

快速動眼期
REM

大腦活躍、
容易做夢

非快速動眼 第1期
NREM（N1）

清醒至入睡
前的銜接期

非快速動眼 第3期
NREM（N3）

大腦進備
慢波深眠

非快速動眼 第2期
NREM（N2）

心率趨緩、體溫下降

　　雖說睡眠週期因人而異，隨著年齡、生理狀況、近期睡眠模式及娛樂性物品干擾⋯等因素而有不同的需求呈現，但就一般人來說，通常會經歷4〜6個睡眠週期，每個週期長短略有不同，但平均週期可持續約90分鐘。隨著夜晚緩緩入眠，第一個週期通常最快最短，約莫70〜100分鐘不等，之後的週期落在90〜120分鐘之間。以下依各個週期的作用與狀態稍加說明：

非快速動眼第1期（N1-輕度睡眠）

　　為清醒到入睡的銜接期，持續約莫1〜7分鐘，在這個階段大腦仍持續運作、身體並未全然放鬆，雖然人開始昏昏欲睡，卻極其容易被輕微聲響喚醒，就好像在課堂上打瞌睡時突然驚醒。

非快速動眼第2期（N2-淺睡眠）

　　進入正式睡眠，持續10〜25分鐘，這階段會在週期進展中逐次遞增，大部分意識已經喪失，身體逐漸放鬆、呼吸、心跳變慢、體溫降低，是為邁入第3階段鋪陳的時期。

非快速動眼第2期（N3-深度睡眠）

　　屬深度睡眠模式，約莫20〜40分鐘，於此階段若被喚醒，通常脾氣會不太好，因為這時期是各細胞修護最好的時機，這時人體肌肉張力、心跳脈搏、呼吸頻率通常最為降低，任憑大腦傳遞自癒療護信息，是人體免疫、記憶維繫和健康養護最重要的睡眠時機。

在深度睡眠的階段，如果睡覺品質佳，能將記憶從海馬迴轉移到前額葉皮層，加以鞏固並執行長期儲存作用，包含提升記憶力、認知與專注力、神經穩健傳遞及心血管代謝調節⋯等，好處多多。

快速動眼期（REM）

大約10～60分鐘左右，這時期人體已經將近清醒，大腦活動逐漸增加（例如做夢），從眼皮外觀就會看到眼球快速移動因而命名。在這階段，心跳和呼吸變快、體溫升高，就連肌肉及神經傳導也開始活絡（就像男性陰莖會在這階段無意識勃起）；REM對於記憶、學習及認知功能都相當重要，這時期大腦內主要用來儲存記憶的海馬迴會開始統整紀錄並負責儲存放置，當然也會排除掉一些不相關或者有危害的訊息，將其深藏或者排除抹滅，好讓大腦有足夠空間去學習和吸收記憶新事物。

> 「做夢」絕大部分都發生在快速動眼期，但並不是做夢的唯一時間，只是這期間的夢境通常較為生動，且因接近清醒之際，因此記憶深刻；起床時也不需因為「記得夢境」就認為睡眠品質不佳哦！畢竟REM屬於睡眠的第4階段，倘若前3個階段有規律完善執行，就不用太在意睡眠的夢境，一切以清醒時的感受評估就好！

◐ 睡眠不僅可塑，而且能被身體記憶

眾多研究顯示，當人體歷經完善的睡眠週期，大腦會進行記憶儲存，而身體也趁機進行修復，因此足夠的夜間睡眠能成為白天充沛的活力能量來源；倘若熬夜或採片段式睡眠，就會造成睡眠週期紊亂，也無法在大腦中形成維繫學習與日常創造新記憶的通路，亦無法清除大腦中累積的毒素，就像上夜班或日夜顛倒的人，容易擾亂晝夜節律，影響生理健康與代謝週期。

其實睡得好不好也可以從白天是否會打瞌睡加以評斷，例如美國睡眠醫學會推廣使用的「嗜睡量表」（Epworth Sleepiness Scale, ESS）就能用來評估白天的狀況，題型有八題，可分別以0從未、1很少、2時常、3幾乎都會）個別答題，如果總答分數在12分以上，就建議向醫生諮詢並找出引起嗜睡的原因，打瞌睡的常見情境為：

1.坐著看書、看報紙時
2.看電視時
3.在公眾場所安靜的坐著（例如在戲院、電影院或會議中）
4.坐車連續超過1小時，例如公車、捷運、火車（不包含自己開車）
5.下午可以躺下休息時
6.坐著與人交談時
7.沒有喝酒或服感冒藥的情況下，在午餐後安靜坐著時
8.開車中遇到交通問題而停下數分鐘時

依據以上的「「嗜睡量表」計算分數後，我得到＿＿分。

良好的睡眠表現可以用科技檢測或以量表勾選進行評估，睡眠檢測最獲喜好的應屬匹茲堡睡眠量表（The Pittsburgh Sleep Quality Index），PSQI是1989年由Buysse等人所建製，以一個月間隔來評估主觀睡眠品質、入睡時距、睡眠總時數、睡眠效率、睡眠障礙、安眠藥物使用及日間功能障礙等七個面向作為評價睡眠品質的判斷。當PSQI分數越高，就表示睡眠品質越差，但我個人認為，此量表題型較為適合提供長輩族群，觀察他們是否會因為空間冷熱或生理狀況而干擾了夜間睡眠。

匹茲堡睡眠量表（The Pittsburgh Sleep Quality Index）

請根據您「過去這一個月」的睡眠習慣作答（平均狀況）：

問題	作答
1.過去這一個月來，您晚上通常幾點上床睡覺？	＿＿＿＿點＿＿＿＿分
2.過去這一個月來，您在上床後，通常躺多久才能入睡？	＿＿＿＿分鐘
3.過去這一個月來，您早上通常幾點起床？	＿＿＿＿點＿＿＿＿分
4.過去這一個月來，您每天晚上真正睡著的時間約多少？	＿＿＿＿小時＿＿＿＿分鐘（可能和您躺在床上的時間長短不同）

依據以下問題，請選擇最適合您的答案選項並打勾：

問題	作答			
5.過去這一個月來，您的睡眠受到下列干擾的次數為何？	從未發生過（0分）	每週少於一次（1分）	每週一次或二次（2分）	每週三次或以上（3分）
a.無法在30分鐘以內入睡				
b.半夜或清晨醒來				
c.需要起床上廁所				
d.呼吸不順暢				
e.咳嗽或大聲打鼾				
f.感覺很冷				
g.感覺很熱				
h.做惡夢				
i.疼痛				
j.其他情況，請說明：_____				
6.過去這一個月，您有多少次需要藉助藥物（醫師處方或成藥）來幫助睡眠？				
7.過去這一個月，當您在開車、用餐、從事日常社交活動時，有多少次覺得難以保持清醒狀態？				

問題	作答			
	完全沒有困擾	只有很少困擾	有些困擾	有很大的困擾
8.過去這一個月 ，要打起精神完成應該做的事情對您來說有多少困擾？				
	非常滿意	尚可	不滿意	非常不滿意
9.過去這一個月 ，您對自己的睡眠品質整體評價如何？				
總得分				

【匹茲堡睡眠量表（PSQI）計分方式說明】

請以紙筆記錄上述七個面向的分別得分，來計算PSQI最後總分。

1.**睡眠品質**：代表您個人對於自己過去一個月睡眠品質的滿意程度。根據第9題，計分方式：非常滿意（0分）、尚可（1分）、不滿意（2分）、非常不滿意（3分）。

2.**睡眠潛伏期**：代表您過去一個月，躺在床上後需要花多少時間才能夠真正入睡。

（1）第2題的計分方式：≦15分鐘（0分）、16～30分鐘（1分）、31～60分鐘（2分）、60分鐘（3分）。

（2）第5a題的計分方式：從未發生過（0分）、每週少於一次（1分）、每週一或二次（2分）、每週三次或以上（3分）。

將第2題與第5a題分數相加，給予標準配分（0分=0分；1～2分=1

分；3～4分=2分；5～6分=3分），可得出睡眠潛伏期的總分。

3.**睡眠時數**：代表您過去一個月，平均每晚的實際睡眠時數。根據第
4題，計分方式：≧7小時（0分）、6～7小時（1分）、5～6小時（2
分）、5小時（3分）。

4.**睡眠效率**：主要計算您入睡與就寢時間的效率值。

（1）A值為第4題實際睡眠時數。

（2）B值為您躺在床上到醒來的總時數（第3題減去第1題）。

（3）接著計算（A／B）×100%的結果，所得到的數值即為睡眠效率。
其計分方式為：≧85%（0分）、75%～84%（1分）、65%～74%
（2分）、<65%（3分）。

5.**睡眠困擾**：根據第5b至5j題，計分方式：每一題均根據發生頻率由
0至3分並加總，最後根據總分給予標準配分（0分=0分；1～9分=1
分；10～18分=2分；19～27分=3分）

6.**安眠藥物使用**：根據第6題，計分方式：從未發生過（0分）、每週
少於一次（1分）、每週一或二次（2分）、每週三次或以上（3分）。

7.**日間活動失能**：代表過去一個月是否在白天的日常生活中，無法保
持清醒與維持做事的熱忱。根據第7題與第8題的加總，給予標準
配分（0分=0分；1～2分=1分；3～4分=2分；5～6分=3分）。

　　最後再將這七個面向的分數加總，得到PSQI評估量表的總分，若總
分到達5分或5分以上，則被認定您在過去這一個月的時間裡有失眠或
睡眠品質不佳的症狀。

你屬於哪種類型的睡不好？

睡不好是疾病生發和病況促進的重大危險因子，睡不好的臨床展示多樣，依據睡眠表現、品質狀態，可劃分成4種類型，分別是「睡睡醒醒分段型」、「過早醒來型」、「怎麼睡都睡不飽型」、「翻來覆去煎魚型」。一般除了探究睡眠週期，更會因為個人的生理老化、身心壓力、睡眠呼吸中止、貧血與血氧濃度過低、疼痛、胃腸道、壓力荷爾蒙、慢性疲勞、其他影響物質干擾、睡眠習慣、信念意識…等，而深受影響。

❶ 睡睡醒醒分段型　　常見：緊張焦慮、神經亢奮

睡眠樣貌百百種，但這種睡睡又醒醒的型態最磨人，安養院裡86歲的陳奶奶便是如此，據她本人說每晚總因膀胱排尿訊號，至少得起床三次如廁，時不時還外加一會兒太冷又一會兒太熱的體感，雖說每次回到床邊都能立刻倒頭再睡，但次數之多，讓她心生厭煩。

其實身邊不少長輩都有這種困擾，這是因為年歲漸長，導致膀胱功能逐漸退化，排除各種生理病症，多數長輩會因為抗利尿荷爾蒙分泌不足，使得膀胱容量變小，而導致夜間多尿的困擾；又或者因為尿道肌肉或黏膜變差、讓膀胱內自主神經受器密度增加，而產生頻尿的錯覺，不只是夜晚，可能連日間都深受其擾，這時不僅要接受睡眠諮詢，應當連同泌尿科相關療護診斷，才能改善夜間如廁的頻繁。

當然睡睡醒醒還有神經興奮誘因，倘若交感神經分泌持續旺盛或入夜褪黑激素釋放不佳，也會造成無法安穩入睡到天明，因此不少人會借助保健食品，甚至國外人士多會服用褪黑激素幫助入睡，儘管不是醫療藥品，我仍建議不應長久依賴，畢竟好好睡是應該的，若常睡睡醒醒，總要找出主因，才好釐清身體給予的警訊。

🌸 芳療師的好眠建議 ✦ ⋆

> 針對夜間神經訊號的收攏，可用精油調成複方：**甜橙4滴＋苦橙葉2滴＋維吉尼亞雪松2滴**調和於10ml甜杏仁油中，療程期7天，每日2～3回塗抹於肩頸、前胸及下腹和後腰椎處，輕柔按摩至皮膚吸收。

❷ 過早醒來型　　常見：日夜顛倒、生理時鐘失常

有人能在假日睡到日上三竿，偏偏有人是日上五更就提早醒來了，這種半夜獨自清醒的滋味、沒領略過的人肯定難以想像痛苦指數破表，不少這類型的苦主總在夜半時分感到孤獨、覺得冷，那種「眾人皆睡我獨醒」的感受就把我一位學生折磨得不成人形，她嘗試搜尋各種輔助再次入睡的好撇步，但廣傳有效的都是消耗體力的體能訓練為主，因為有一派人認為，人累了自然就能好好睡覺。因此她上網找了數十種體適能訓練，採用了在家就能便利執行的深蹲及平板撐，就這樣睡前深蹲、平板撐，半夜起床又再深蹲、平板撐，如此執行了一個月，身材都練精實了，卻也不見入睡成效？她問我：「老師，我還要繼續練下去嗎？」看著她那清晰傲人的馬甲線，一時真不知道該不該

讓她繼續練呢！

　　現代人壓力大、生理時鐘會越來越沒有彈性！有時只是在午間小瞇一下，身體就像吃不得虧似的，在清晨一併還回來，其實這種狀況只要調整日間作息，白天午休稍微縮短，並在下午2點前進行足夠的日照，養成定時上床、定時睡覺的生理作息，如此被竊取的睡眠終會慢慢調適回來；但若無論幾點睡、無論疲憊不疲憊，卻總在同一個時間清醒的話，那麼就國外學者的論述則需要考慮心因性，例如是否有憂鬱及壓力困擾導致。欲讓睡眠從一而終，則壓力調解就該是談睡眠之前需要預先處理的要素。

🌼 芳療師的好眠建議

> 想要一覺到天明，先讓神經系統安適及穩定很重要，可用精油調成複方：**柑橘4滴＋甜馬鬱蘭3滴＋纈草1滴**調和於10ml甜杏仁油中，療程期7天，每日2～3回塗抹於耳前耳後、頸部、肩膀及前胸，輕柔按摩至皮膚吸收。

❸ 怎麼睡都睡不飽型　　常見：超出負荷、能量失調

　　睡不飽是個人主觀的自覺感受，雖然難以驗證評估，卻很磨折身心！這種感覺會從一早睜眼便牢牢地刻在腦海，一經腦迴路遍行邊緣系統，人體會越發懶散，精神不濟且注意力也很難以集中，這時別說上班上課，恐怕連騎車開車都有危害！其實依據現代人睡眠所需評

估，每晚約莫7～8個小時就已足夠，若需超出這樣的時數，甚至總是睡到天長地久卻還是不飽足，那就要看看是否有其他的病因引起，例如：貧血、三高、甲狀腺疾患、營養不均衡、慢性疲勞症候群、或精神壓力超出負荷…等，這些都可能是怎麼睡都睡不飽的元凶。

通常，當身體累了，人體會利用深度睡眠來自我修護補足，調整並且達到細胞自癒修護。萬一你長期覺得怎麼睡都不夠，一整日的身心消耗也不足以用睡眠來補足身體需求，那麼千萬別拖延、要積極正視，仔細探看究竟是生理健康因素、心理壓力、環境外界，還是任何有形無形的干擾，建議記下疑似因素，再一一排除並驗證盤查為佳。

芳療師的好眠建議

希望提振白天精神，身心能量的儲存至關重要，可用精油調成複方：**黑雲杉4滴＋東印度檀香2滴＋玫瑰1滴**調和於10ml甜杏仁油中，療程期7天，每日2～3回塗抹於肩頸及前胸後背，輕柔按摩至皮膚吸收。

❹ 翻來覆去煎魚型　常見：身體很疲憊但意識很清醒

現代人的健康意識抬頭，大家都知道睡眠的重要性，雖然時間之於睡眠很重要，但是不需要特意補回調整，不少人會在忘寢廢食的熬夜工作後，特地利用幾天早早上床睡覺，打算把先前缺失的睡眠時數好好補回來。但無奈生理慣性有時總難拿捏，演變成身體明明很疲憊，意識卻萬分清醒。好不容易反覆煎魚至意識昏沉而睡著，沒想到變成

隔天用幾個鬧鐘卻叫也叫不醒的夢魘…這時不得不嘆息，身體真是很難搞，偶而想對它好，卻不見得接受得了！

　　其實身體本來就有我們出生時「原廠設定」的規律，但是當維持人體感覺及器官機能運作穩定的「恆定機制」被身心壓力搞得頻頻失衡時，就得仰賴我們自救，給自己嶄新的設定，好讓身體有跡可循、重新塑造記憶，包含固定的日常作息（睡覺及起床時間），開拓身體拿捏自身需求的辨別依據。我們可以創造些許標靶式的規律，例如：固定睡眠前1小時先關閉房間主燈，模擬即將睡覺的情景，然後舒適地洗個澡、周身塗抹喜愛的香氛乳液，或是點一盞香氛蠟燭營造放鬆氣氛，也可看看書或聽聽音樂、做點伸展動作…等。嚴格說來，做什麼並不重要，重要的是讓身心回歸、讓身體感受到被關愛呵護，得以有跡可循地「接收夜晚好好安眠的訊號」，阻斷長久強壓在身體上的重擔，排除對身體的影響干擾，但願從這刻起，你可以重新設定、讓身體慢慢適應，調整出最適合自己生活的睡眠步調。

🌸 芳療師的好眠建議

不想每晚翻來覆去，得先緩和疲憊身心，可用精油調成複方：**純正薰衣草3滴＋山雞椒3滴＋岩蘭草2滴**調和於10ml甜杏仁油中，療程期7天，每日2～3回塗抹於肩頸及四肢處，輕柔按摩至皮膚吸收。

Chapter 2

芳療師陪你
找回睡眠本能

Aromatherapy for sleep

睡眠困擾原因與芳療建議

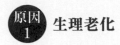 **生理老化**

　　生理老化是影響現代人最重要卻無法立即排除的原因。先前有一本暢銷書提到：「人也有保存期限」。當我在課堂中分享此論述時，不少上了年紀的長輩們紛紛點頭附和，都說人不得不認老！年輕時，我們總以為老化只是數字的積累，但真的邁入生理機能開始退化的年限時，才發現老化已經真實地在身體各方面逐一浮現。突然有一天你會發現身體力氣大不如前、發現忘東忘西的頻率有增無減、看見自己在鏡子裡的鬆垮肌膚與脂肪囤積的身型、頭髮灰白與掉髮速度如秋日落葉般擋也擋不住…，更發現年輕時熱衷的「熬夜」、「吃到飽」、「夜唱／夜衝」都已難以復見，而慢性病的藥丸逐漸堆積在床邊、直到眼茫茫齒搖搖，才驚覺「變老」終究悄然來到！

　　這麼講起來似乎很哀怨，但換個角度想，自古以來無人能抵抗自然老化呀！無論你現在幾歲，唯有從此刻開始勤加關照自己、保養呵護，就可以抵禦歲月無情的剝奪，過好每日三餐四季、為自己多花點心思，是延緩退化、健康逆襲的絕妙方法！照顧自己的方式很多，您可以選擇自己喜愛且方便重複執行的類型，比方選擇嗅聞自己喜愛的一抹馨香、多關照身心狀態的需要、維繫情緒感受溫暖與美好，更重要的是，讓自己每晚能確實卸下疲憊、好好地上床睡覺！

🌸 芳療師的好眠建議

欲提振精氣神，保有活力，可用精油調成複方：**黑雲杉3滴+乳香2滴+歐白芷1滴**調和於10ml甜杏仁油中，療程期7天，每日2～3回按摩塗抹於肩頸及四肢處，輕柔按摩至皮膚吸收。

原因2 情緒衍生壓力

情緒壓力是現代人公認對於睡眠影響很直觀的原因，失眠早期被認為是一種精神疾病的症狀，直至近代「睡眠連續性障礙（即失眠）」，才被論斷為是有別於精神疾患的症狀。不可諱言，攸關精神病症的病況對於睡眠也有一定的影響，例如憂鬱症、抑鬱症…等，絕對要在尋求失眠緩解的同時，也接受精神病症相關的治療。

不少相關研究也提出疑問：究竟是罹患精神疾病才牽連睡眠？亦或長期失眠才導致精神疾患？這確實難以論斷，我以往照護陪伴過的這類群體裡，有不少人都曾談及自己被確診為憂鬱症或抑鬱症之前，其實都有過歷時不短的失眠病史，甚至其中幾位更蒙受長期失眠之苦，待就診後才獲判定罹患精神情緒相關病症。

在韓國神經精神病醫學會於2020年一篇研究報告中就指出，當畫夜節律失常易導致HPA（Hypothalamic-Pituitary-Adrenal Axis）軸反饋調節通路失衡，如此會影響腎上腺皮質合成分泌的皮質醇（Cortisol）

對下視丘（Hypothalamic）和腦下垂體（Pituitary gland）進行「負回饋^註」調節的判斷，也會涉及精神分裂症的發病及情緒相關障礙，在西方研究也獲得雷同的資訊，談及長期失眠會誘發數種神經學相關徵狀，有情緒紊亂（Mood disorders）、焦慮症（Anxiety disorder）、躁鬱症（Bipolar disorder）、注意力不足過動症（ADHD）、抑鬱症（Major depressive disorder）、倦怠（Burnout）、慢性疲勞症候群（Chronic fatigue syndrome），另有肌纖維疼痛（Fibromyalgia）、過敏性腸綜合症（Irritable bowel syndrome）、過敏（Allergy）以及換氣過度症候群（Hyperventilation syndrome, HVS）等，以上皆與HPA軸反饋調節失衡有所關聯；然而好消息是，只要能夠矯正睡眠、提升睡眠品質，相關徵狀就有機會獲得改善及控制。

芳療師的好眠建議

欲舒緩身心壓力、調適煩躁憂鬱，可用精油調成複方：**甜橙5滴＋乳香2滴＋纈草1滴**調和於10ml甜杏仁油中，療程期7天，每日2～3回塗抹於肩頸及四肢處，輕柔按摩至皮膚吸收。

註「負回饋」是人體最主要的恆定體制，用以維持血壓穩定及血糖、體溫的恆定，倘若回饋反應失衡，則人體就會出現一些不良反應，像糖尿病就是反饋失衡導致血糖濃度增高，故生成糖尿病。

原因 3 睡眠呼吸中止症候群

睡眠呼吸中止通常在夜間發生，是需即時就醫判斷的症狀，咎因來自於上呼吸道（鼻咽、口咽及喉嚨處）發生反覆性呼吸道堵塞，使得夜間睡覺時吸不到空氣，而打斷睡眠週期及頻率；罹病多以男性族群、鼻子過敏者、肥胖族群…等最為常見。但睡眠呼吸中止畢竟是睡眠時發生的事情，因此很難透過自我覺察去發掘，多半在早晨醒來後會覺得異常疲憊。最好的檢測是親自到醫院睡一晚，同步透過心電圖、腦波、鼻氣流檢測…等儀器紀錄，又或者用手機或錄音機去蒐集數個晚上的環境聲響，看看自己的睡眠過程是否伴隨鼾聲如雷、是否有中斷現象、是否有暫時停止呼吸後又貿然大口呼吸的狀況，倘若發現疑似睡眠呼吸中止，請盡快就醫接受醫療檢測及診治。

睡眠呼吸中止千萬不容忽視，影響甚大，除了容易在日間引發嗜睡、注意力不集中導致分神而影響工作或開車外，也會因為氧氣供給不足而引起人體器官組織衰竭或引發心血管病症。此外，睡眠長期受到干擾可能會造成記憶力退化、肥胖，甚至脾氣暴躁，更會影響身心疾患、產生情緒性危害。根據台灣睡眠醫學學會統計，近年來睡眠呼吸中止病患增加，除了大眾健康意識提高、受檢民眾增多，吸菸、飲酒人口也有年輕化現象，加上環境空氣品質不佳，致使鼻黏膜腫脹的人數有逐年偏高之趨勢，以上皆屬罹患睡眠呼吸中止症的主要群眾。請觀察自身狀況，看看你是否也屬其中？

芳療師的好眠建議

欲促進呼吸機能、緩解焦慮情緒，可用精油調成複方：**甜馬鬱蘭5滴＋維吉尼亞雪松2滴＋義大利永久花1滴**調和於10ml甜杏仁油中，療程期7天，每日2～3回塗抹於肩頸及四肢處，輕柔按摩至皮膚吸收。

原因4 貧血與血氧濃度過低

　　貧血與血氧濃度過低都有可能相互牽連、共同發生，現代人看似不愁吃穿，但營養總嫌不足，也直接或間接讓現代化病症頻傳，「貧血」就是最直接的代表。簡單來說，貧血就是血液中紅血球或血紅素不足以提供人體所需（成年男性低於13g/dL、女性低於12g/dL）。一般而言，人類紅血球自生成到凋零約莫可以存活120天，主要由骨髓中的造血幹細胞製造，會不斷汰舊換新，健康紅血球的主要功能是攜帶並運送氧氣，供應人體所有器官、組織與細胞使用。倘若血液循環運行不佳或紅血球攜氧量不足，則臨床主訴就會出現臉色蒼白、頭暈、頭痛容易疲憊、體能變差及走路易喘、心臟肥大或衰竭現象。在臨床上，我碰過不少主述睡眠品質不佳或自覺疲憊、注意力不集中的個案，追根究抵後發現原來都是貧血惹的禍，然而貧血症狀獲得改善之後，大多能回歸到正常的規律睡眠。

　　導致貧血的因素排除先天遺傳（地中海型貧血）及疾病（癌症、

HIV…等）外，其他因素多偏屬飲食或生活型態，例如全素者、偏食族群（飲食缺乏鐵質、葉酸及維生素B12）或過度減肥導致；另外引起貧血的主因還包含人體血液失衡，例如：孕期、月經量大、胃潰瘍、消化道出血、十二指腸潰瘍…等，得在就診時由醫師一併評估。通常，輕度貧血不需藥物治療，只要多加休息調養，但中度以上貧血就得補充藥劑（例如鐵劑），甚至需在極度缺乏時接受輸血。

芳療師的好眠建議

欲提振循環系統、激勵身心，可用精油調成複方：**黑雲杉4滴＋粉紅胡椒3滴＋纈草1滴**調和於10ml甜杏仁油中，療程期7天，每日2～3回塗抹於肩頸及四肢處，輕柔按摩至皮膚吸收。

原因 5 慢性疼痛

　許多人蒙受慢性疼痛所苦而影響到正常睡眠，疼痛的警覺通常會在夜晚來臨或副交感神經提振時變得特別明顯，因此不少人認同疼痛是造成睡眠不佳的主要因素之一。然而，睡眠與疼痛會交互影響，疼痛雖然干擾睡眠、但睡眠不佳亦可能導致疼痛生發。根據一項在挪威的研究調查指出，將近15000名女性的睡眠障礙是多年後出現神經或肌肉及肌纖維疼痛的預測指標，由此顯示睡眠失調的後果將誘發疼痛的相關病理症狀；另外，2019年於《神經科學雜誌》（The Journal of

Neuroscience）所發表的一篇研究也說到：睡眠不足將影響大腦處理疼痛的調節，研究過程中讓年輕健康受試者在熬夜一晚後進行核磁共振發現，其大腦疼痛感知區域逐漸增加而負責調節減緩疼痛的區域卻逐漸減少，顯示睡眠與疼痛間彼此牽連影響。

尤其是與身體長期相伴的慢性疼痛，往往因為時間慣性而有所忽略，身體不得不自救，只得用疼痛訊號告訴你身體何處發炎、何處損傷，在夜深人靜時，正是人體對於疼痛最為敏感與強烈的時刻。慢性疼痛（Chronic pain）的定義是指身體持續接收到疼痛訊號，可能維持幾個月甚至數年之久，已影響到日常生活、人際關係及身心健康，常見的疼痛症狀有類風濕性關節炎（Rheumatoid arthritis）、偏頭痛（Migraines）、肌腱炎（Tendinitis）、腕隧道症候群（Carpel tunnel syndrome）等，多會影響睡眠品質、誘發情緒焦慮，或對日常疼痛產生恐懼。

2022年於英國的研究就發現，超過六成的疼痛病患自述疼痛干擾睡眠，而研究睡眠品質的學者則判斷，有超過五成失眠者合併有慢性或多發性疼痛症狀。因此，如果你有多年疼痛的舊疾無法被治癒，那麼或許該從你的睡眠著手調整，當睡眠品質變好了，疼痛改善的機率也會比較高。

🌸 芳療師的好眠建議 ⋆ ✦

欲消炎緩痛、呵護神經系統,可用精油調成複方:**甜馬鬱蘭4滴+羅馬洋甘菊2滴+義大利永久花2滴**調和於10ml甜杏仁油中,療程期7天,每日2～3回塗抹於疼痛不適處,輕柔按摩至皮膚吸收。

原因 6 胃腸不適

　　許多人會覺得奇怪,探討失眠何故談及腸胃健康?其實無論中醫或西醫皆有相關論述認同腸胃道與睡眠的影響。研究發現,當人體睡眠節律失常,胃腸道的生理時鐘也易隨之失衡,進而影響各部位運作功能而衍生消化系統不適症狀。曾看過一則新聞報導指出,現代人身心壓力大,有八成上班族蒙受痔瘡及便秘的困擾,並談及國內外學者近年提倡好好睡、腸道保健康的宣揚,也顯示睡眠作息不正常會減少胃腸好菌,且對胃腸道造成極負面的影響。

　　現代醫學將胃腸道視為人體的「第二個大腦」,主要在於其消化內膜具有豐富的神經元,當胃腸蠕動、吸收消化出現異狀,會導致神經訊號傳遞變得亢奮,進而影響大腦皮層辨別而引發睡眠障礙。中醫學理論述談及胃腸消化無力產生濁氣淤積,不僅會加重肝臟負擔,更容易造成心境及情緒的波盪,引發睡眠品質驟降。

然而，引起消化機能不良的因素很多，但先天失調因素鮮少，多數為後天或日常習慣及環境危害相關，例如：日常生活型態、飲食選擇和習慣、所處環境周遭的食物供給狀態…等，皆有莫大關聯。猶如我認識的一對夫婦，兩人都有長年的胃病，時不時相約陪伴就醫，他們原任職於高壓工作的電子產業，廠區供應的食物備受限制，加上居住環境又較偏僻，故覓食困難，夫妻倆每天下班後只能隨意採買食物果腹。但當兩人轉換職場並遷徙至住宅區居住後，能夠購買到豐富多樣的食物並有餘力居家簡易烹調，困擾他們多年的胃病居然巧妙地消退，讓兩人更為驚喜的是，就連睡眠品質也大幅翻轉，讓夫妻倆感嘆：「早知道如此，我們應該更早改變」！

芳療師的好眠建議

欲消弭壓力、幫助消化，可用精油調成複方：**苦橙葉4滴＋羅馬洋甘菊2滴＋岩玫瑰2滴**調和於10ml甜杏仁油中，療程期7天，每日2～3回輕柔按摩塗抹於肩頸及胃腸處，輕柔按摩至皮膚吸收。

原因 7 壓力引起荷爾蒙失衡

壓力是現代人常掛在嘴邊的語詞，大眾也略知壓力對身心的影響，卻難以獲得解決。壓力的牽連甚廣，除了廣為人知的自律神經、情緒及睡眠失常，還有肥胖、心血管症狀、代謝不良、食慾偏頗、身心疲

態、疼痛、月經不順、便秘或腹瀉、過敏、不孕、免疫差…等，其實最終源頭與壓力荷爾蒙息息相關。

　　人體荷爾蒙（又稱激素）是傳遞於人體對應的器官並且掌管以維持生理恆定與身心呼應的化學物質，其主要由內分泌腺體所製造，掌控來自於腦部邊緣系統中的視丘及下視丘，針對周身感知與現況需求指揮腦下垂體促進分泌或者抑制的供給調節。人體蘊含的荷爾蒙類別繁多，主要針對個別器官或維繫器官間的所需，不僅有掌控性徵和生殖發育的雄性激素、雌激素及黃體酮，還有用以維繫生長的生長激素、調節體內水分與血壓的抗利尿激素、協助分娩及增進愛情感官的催產激素、維繫身體日常機能的甲狀腺激素、維持血鈣濃度的副甲狀腺激素、促進產後乳汁分泌的泌乳激素…等，不同激素皆有其腺體來源，而各個腺體有著繁複且交錯互動的影響，共同維繫著我們整日所需與身心健康。

　　這些判斷感知十分奇妙，24小時精密地偵測著人體所需且不間斷，還會在特殊需求時刻展現力量，例如：人體爆發力，當遇上突發狀況、無論好壞的事故時，人體腎上腺會及時釋放腎上腺激素與可體松，用以激勵或呼應當下突如其來的壓力或危機處理，這一連串的SOP，其實就是仰賴體內神經及內分泌系統彼此相互輔助所給予的周全呵護。

　　由於人體的判斷和反應相當細緻敏感，當我們遇到超出身心負荷的巨大危害或長期壓力時，會引發荷爾蒙調適源頭——視丘及下視丘供給異常或誘發判斷錯誤，導致腺體分泌的荷爾蒙失常，而衍生一連串交錯性影響，醫學上所判斷病症來源為壓力失衡之內分泌失調（含括閉經、月經週期混亂、代謝功能不佳或失眠），若有這些徵兆，就該好好梳理自身情緒及壓力，讓人體得以穩定辨別，以確保身心照護之和諧。

芳療師的好眠建議

欲調節神經、平衡內分泌系統，可用精油調成複方：**純正薰衣草3滴＋玫瑰天竺葵3滴＋粉紅胡椒2滴**調和於10ml甜杏仁油中，療程期7天，每日2～3回塗抹於肩頸及後腰背處，輕柔按摩至皮膚吸收。

原因8 慢性疲勞

　　一般認為，疲勞是種生理反應、也可能是心理或情緒的感覺，但若說到慢性疲勞症候群（Chronic Fatigue Syndrome, CFS）則是一種嚴重的慢性疾病，CFS可能發生在任何年齡層（不分男女老少），多好發於40～60歲女性族群；其病況初期多為自覺疲倦、容易倦怠、難以透過睡眠恢復體力（怎麼睡都睡不飽），因此也可能被誤診為睡眠失調。就如一位前來找我詢問失眠相關的個案，他有著為期不短的睡眠

失調病史，他說睡不飽的困擾已嚴重干擾白天工作及社交，不僅影響到生活品質，而且多夢易醒、體力不佳且周身疼痛、免疫力差還時不時感染，合併專注力差且注意力無法集中，導致他多次在開車返家途中險象環生。在芳療諮詢過程中，我發現他自述因為睡不好而導致的生理反應已大大超出失眠的病況，經過睡眠諮詢介入後也未能提升睡眠品質或獲得緩解，且在數次對答時出現思考不周全及功能下降的趨勢；後來經醫師診斷，被判定歸屬慢性疲勞症候群。這對於長期一直批判自己的他而言，似乎得到莫大救贖，讓他得以偕同醫療重整生活規劃，包含在白天曬曬太陽、三餐均衡攝取營養所需、確保定時定量的活動習慣（工作之餘，每小時進行肌肉伸展），請親朋好友們協助陪伴社交、並維持良好睡眠型態後，CFS的影響才逐漸獲得改善。照他本身的說法是：「這才活出人應有的樣子」。因此，日常生活要適時釋放緊繃的身心，也別習慣性忽視無緣由的生理疼痛或疲憊，多觀察身心變化、賦予足夠關注，避免慢性疲勞叨擾日常美好。

芳療師的好眠建議

欲振奮精神，驅逐疲勞，可用精油調成複方：**佛手柑4滴＋玫瑰天竺葵2滴＋粉紅胡椒2滴**調和於10ml甜杏仁油中，療程期7天，每日2～3回塗抹於肩頸及後腰背處，輕柔按摩至皮膚吸收。

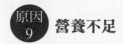

原因 9 營養不足

　　講到公認影響睡眠的干擾物質，大家都會聯想到咖啡、茶、菸酒及刺激性物質，但很多人不知道「營養失調」也會導致睡不好！研究指出，當人體微量營養素攝取不足，現代飲食常見的高脂高糖或纖維素過少的飲食習慣，會讓夜晚睡眠品質變差且容易淺眠易醒。因此，建議從飲食改善著手，可以補充能誘導良好睡眠的色胺酸（Tryptophan），這種人體無法自行合成的必需氨基酸可以誘發促進安眠的神經傳導物質——血清素和褪黑激素，協助人體保持放鬆，並確保日間精神充沛且維持一整天活力。助眠的好食材在日常取得容易，例如：雞胸肉、豬里肌、鮭魚、毛豆、香蕉、牛奶、毛豆、燕麥、雞蛋及豆腐…等，透過調整飲食、提振血清素，不僅能夠輔助睡眠品質，更得以確保心情愉悅且維繫身心舒適與健康。

　　如果是透過補充劑供給色胺酸，並非一定安全無虞，美國研究證實過量色胺酸可能併發肌痛症候群（EMS），導致肌肉與關節疼痛、皮膚出現斑疹、呼吸困難或衰竭…等，故需適當且合宜攝取為佳。根據醫療衛教指出，一般成人來說，每公斤（體重）建議攝入約2毫克，以50公斤而言，每日攝取色胺酸量為100毫克。若不是以一般食物型態攝取，採用藥劑給予就需要避開色胺酸與其他藥物會產生的交互禁忌；若正在服用抗憂鬱相關藥物，應主動告知醫師進行評估。另外，有些族群在色胺酸補充上亦有禁忌及限制，例如：

孕期或哺乳期婦女、已服用鎮靜或安眠藥物的患者、正在服用止咳（Dextromethorphan）或麻醉止痛藥劑（Demerol、Pentazocine、Tramadol）者、腎臟或肝臟疾病患者，皆應避免自行口服色胺酸補充劑，請先詢問醫師且謹遵醫囑服用，以免引發健康危害及風險。

除了前文所說，近年來在醫學界極為推崇具天然助眠成分的色胺酸外，不少食物營養素（維生素C、維生素D、B6及B12、Omega-3、與鈣、鎂、鉀和益生菌…等）也都被列舉為有益睡眠，但更正確地說，其實是補足了人體缺失的營養素，如此就有足夠能力去維護人體自癒，以穩定人體系統應對及新陳代謝的規律，一旦身心穩當自在，睡眠困擾自然減少。

芳療師的好眠建議

欲維護人體免疫功能、提振自癒力，可用精油調成複方：**甜馬鬱蘭4滴＋安息香2滴＋零陵香豆2滴**調和於10ml甜杏仁油中，療程期7天，每日2～3回塗抹於肩頸及後腰背處，輕柔按摩至皮膚吸收。

想找回睡眠規律，從白天就開始

我們都知道日常習慣需要維繫，無論飲食、生活作息及睡眠都需要規律養成，當我們還是孩子的時候，我們能夠跑跑跳跳、暢快探索這個世界，但隨著時代轉變，戶外活動對都市人來說，似乎越來越遙遠，就連親近山川水色的住民，也不再善用天然環境資源去消耗白天的活力與動能。3C產品的問世雖然帶動了全球經濟活動，但人人擁有3C的結果，反倒限縮了日常活動空間和機會，並且排除一切沒有訊號或訊號不良的戶外場域，直接減少接受日照的可能，慢慢地將人體自律神經的規律性後延，而混亂了一整日的作息常規。

其實良好睡眠不應只在睡覺數小時前急就章，該以一整日24小時來鋪陳設定，並且對於平日或假日皆一視同仁，不應該週間睡少少、再狠狠地在假日大睡特睡地來補足，因為這樣的睡眠大爆走，是搞亂生理週期的開端。因此最好的方式是，依循身體與大自然例律，於日間善用日光資源增加活動力；當午後光源略減，即可趨緩減少動態性的躍動或體能消耗；待進入傍晚時分，就要遵循生理所需，準備進入緩心休憩的作息。

如同老祖宗講究十二時辰對應人體氣血循環的理論，也就是夜間11點熟睡養膽、1點養肝、3點養肺、5點調理大腸；日間7點理胃、9點走脾、11點療心；下午1點小腸、3點膀胱、5點走腎；夜間7點走心

包、9點理三焦，同樣依循著日夜晨昏活動的道理，告訴我們一日安排生活片刻，養成習慣不只能睡得好，更能呼應生理需要，去關照身體的需求，也好讓身體運行中規中矩。

 十二時辰對應人體人體氣血循環

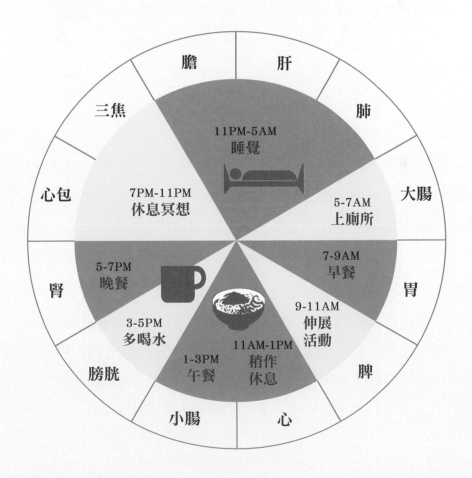

信念意識也會影響睡眠

失眠認知行為治療（Cognitive Behavioral Therapy for Insomnia，CBT-I），是現今全球公認最具長期療效且非藥物治療，主要採用各種認知調整及行為意識…等技巧，介入日常以達到安穩助眠的成效。研究認為，我們的信念會影響不利於睡眠的想法，而行為也可能是建立正確睡眠的阻礙，例如：先前的失眠經歷可能導致你擔心夜晚無法入睡，使自己睡覺前過於嚴正以對，甚至過早躺床。這類過度的擔心或強迫所引起的身心壓力，都有可能讓失眠狀況周而復始、難以改善，因此認知重塑自己對於睡眠的信念至關重要。

除了打破擔憂的迷思、相信自己能好好入睡，關乎睡眠的各種行為也該被評估審視。例如，明知道咖啡有礙睡眠，你還是選擇在傍晚再來一杯，說是幫助提振精神；你知道白天日照有益睡眠及需要，但仍用手機或電腦觀賞山川景致，卻不願意給自己5～10分鐘好好感受日光的照耀；心裡知道白天不可多睡，就愛在假日午飯後的時段大睡特睡；明知夜間要漸滅光源，但家中總是大燈小燈齊亮，讓黑夜如白晝，而手機使用也超出設定時限，卻總難以拋卻，每晚盡情沉浸在影音的聲光世界。以上是否也有你的日常狀況呢？這些意識、行為都在無形中長期累積，有礙的認知行為將為睡眠帶來不好的影響。

全方位評估你的睡眠狀態

　　人體所需的良好睡眠通常含括幾個要素：有足夠且適當的睡眠時間、有規律性、無睡眠障礙及擁有良好的睡眠品質。至於睡得好不好，雖然可以透過主觀的自我感覺，但經由自我評價和客觀的睡眠量表（ISI）驗證，更能確切評估你真實的睡眠樣貌。

　　雖然每個人的睡眠需求不同，但美國睡眠醫學會（AASM）和睡眠研究協會（SRS）建議普通成年人每晚應睡足7小時或更長時間，以確保人體最佳健康，同時也有一些研究指出每晚睡滿7～8小時的人壽命最長，以下提供兩種自評方式：

| 評估方式1 | **失眠嚴重指數量表（ISI）**

　　失眠嚴重指數量表是衛生福利部建議有失眠疑慮的個案用來自評的表單（請參下一頁），透過探討失眠起因與頻率、病程變化及嚴重程度…等，以了解失眠的嚴重程度。如果你總覺得入睡困難、睡不安穩或品質不佳，不妨依據自身現況勾選填答，測試入睡前的狀況、睡眠品質及環境因素，整體評價並且客觀了解自身的睡眠狀況。

失眠嚴重指數量表（ISI）

1‧評估近兩週內失眠問題的嚴重程度

	無	輕度	中度	重度	非常嚴重
a 入睡困難	0	1	2	3	4
b 無法維持較長的睡眠	0	1	2	3	4
c 太早醒	0	1	2	3	4

2‧你滿意自己最近的睡眠狀態嗎？

非常滿意	滿意	中等	不滿意	非常不滿意
0	1	2	3	4

3‧睡眠問題是否有干擾到您的日常生活功能？
（如：工作表現、日常瑣事、專注力、記憶力、情緒…等）

完全無干擾	一點	稍微	很多	非常多
0	1	2	3	4

4‧他人是否有注意到你的生活品質因睡眠問題受到影響？

完全沒注意	一點	稍微	很多	非常多
0	1	2	3	4

5‧最近的睡眠問題是否令你擔心或感到困擾？

完全沒注意	一點	稍微	很多	非常多
0	1	2	3	4

失眠嚴重指數量表（ISI）計分方式說明

請將7個項目的分數加總（1a+1b+1c+2+3+4+5） 即為量表得分。若得分在15分以上，建議考慮尋求專業醫療協助。

0〜7分：無明顯失眠困擾

8〜14分：稍有睡眠困擾

15〜21分：有明顯失眠困擾

22〜28分：有嚴重失眠困擾

│評估方式2│睡前激發程度量表（Pre-Sleep Arousal Scale，PSAS）

想要睡得好，有時要能釐清生理或環境的干擾。PSAS是1985年由
Nicassio等人所設計的簡短自評問卷，用以測量入睡時的認知與生理激
發程度。題型共16題，採用5分評價，1～8題評估基礎生理、9～16題
評估睡前激發程度，總分為80分，得分越高即代表激發程度越高。

 睡前激發程度量表（PSAS）

當你躺在床上試著入睡時，下列感覺有多強烈？

	完全沒有感覺	稍微感覺到	中等強度的感覺	強烈感覺	極端強烈的感覺
1.感覺心臟快速、劇烈或不規則地跳動	1	2	3	4	5
2.感覺身體緊張不安	1	2	3	4	5
3.感覺喘不過氣或呼吸困難	1	2	3	4	5
4.感覺肌肉緊繃	1	2	3	4	5
5.感覺手、腳或身體冰冷	1	2	3	4	5

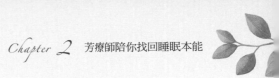

	完全沒有感覺	稍微感覺到	中等強度的感覺	強烈感覺	極端強烈的感覺
6.感覺胃不適（如：翻攪、糾結、噁心、灼熱、反胃、脹氣等）	1	2	3	4	5
7.感覺手掌心或身體其他部位出汗	1	2	3	4	5
8.感覺口乾舌燥	1	2	3	4	5
9.擔心無法入睡	1	2	3	4	5
10.開始回憶或思考剛才使用電腦發生的事	1	2	3	4	5
11.憂慮或焦慮的想法	1	2	3	4	5
12.擔心睡眠以外的問題	1	2	3	4	5
13.思緒清晰、活躍	1	2	3	4	5
14.無法停止思考	1	2	3	4	5
15.思想持續盤旋在心裡	1	2	3	4	5
16.被環境的聲音或噪音所困擾（如：時鐘的滴答聲、家人或交通的吵雜聲）	1	2	3	4	5

⬥ 睡眠太少、太多的影響

越來越多研究顯示、人生前三分之一時間所積累的睡眠資本將直接影響後半生的身心健康，現代人常見的文明病雖無法直指是睡眠不佳的原因，但是眾多研究顯示當人睡眠不足，將增加高血壓、糖尿病、中風、肥胖、精神官能症、專注力下降、失智，甚至是阿茲罕默疾病的罹患率。科學家們追根究柢發現，當夜間睡眠沒能達到身體療護需求，人體炎症將加劇，進而衍生各種疾病，而炎症增加與逐漸上升的病理性死亡因素有關。睡眠時間少於6小時或多於8小時的人，其血液樣本裡都有較多的炎症物質，原來睡眠時間要適度，睡太少或太多都會造成人體損傷。

近年來，我在長照場域中照護不少有睡眠失調或睡眠障礙的長輩族群，一般大眾總認為長輩們睡眠的難處一定是半夜易醒或睡太短、睡不好，但實際上卻遇到不少人是日夜混淆及過於嗜睡的困擾。當睡眠不在一般生理所需或大眾時段，很容易在清醒時感受到自己一人獨醒的孤獨感，或是睡覺時間太久而影響到白天社交活動的機會。

從中年開始，人們會花更多時間於淺層睡眠中，隨著年齡增長，身體的睡眠節奏自然變化，老化的生物時鐘恰巧與青少年的徹夜難眠節律相反，往往會在夜晚時分提前感受到睏意侵擾。常見於老年人的畫夜節律發生變化，導致長輩們在白天昏昏欲睡、提不起精神，卻在清晨悠悠清醒，算是大部分長輩都會遇到的正常老化歷程。

進一步說，其實睡不好也有分等級，倘若你的睡眠已經債台高築，甚至被醫生診斷為失眠障礙[註]，那麼千萬不要忽視，請即刻面對且努力去改善與跨越吧！

註

臨床失眠障礙判斷：當睡眠效率、入睡耗時、夜間清醒、睡眠品質不佳、睡眠時數不足…等睡眠指標持續出現且維持 1 個月以上，引發疲憊、精神不濟、專注力不佳、記憶混亂、嗜睡，或已經嚴重影響到日間生活者。

為自己打造身心平衡日程表

　　當你有睡眠失調或失眠相關困擾，不妨積極規劃介入方案，是好好照顧自己之首要！優質睡眠除了需要日間足夠光照與適度的體能活動外，學會放鬆身心、讓感官得以感受一整日的富足，也有利於打造好眠狀態。

　　先試著想想，每天睡醒睜開眼睛後，你為自己做了些什麼？莫說吃飯、工作、照顧家庭，那些是生存的標配，在維繫基本所需之餘，身體需要你多加關照自己，在一日三餐的時刻不只是吃進食物果腹，有時可選擇讓自己開心或感到幸福的飲食品項，儘管這類食物有時不那

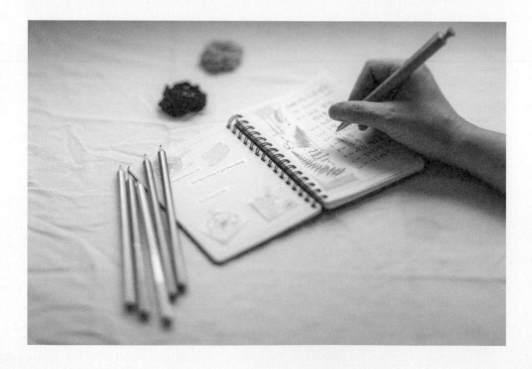

麼健康。相信你聽過,當人身心壓力莫大時,會想吃一些炸的、一些甜的或攝取碳水化合物;反過來說,當你想吃不健康的食物時,是否代表你的身心正不堪負荷,需要它們提振能量、調節生理需要呢?藉由近期選擇吃食的需求,仔細想想近期是否壓力過大?是否有擔憂害怕的事情?當確定原因後,如果美食能讓你暫時卸下緊繃、感到愉悅,或許不必一昧抗拒,淺嚐一點並非完全不可;適時給自己一些寵溺,有時也是賦予身體和諧的驅動力。

當然,吃美食之餘,更需多加補充輔助睡眠的營養素,這裡指的不是安眠藥,儘管不少遵照醫囑服用藥品的人們提及服藥成效不錯、能縮短輾轉難眠的時間,但睡醒後的感覺就不見得盡如人意,依舊讓人感到睏意!畢竟安眠藥無法誘導或恢復睡眠的正常模式,也可能干擾睡眠週期的規律,甚至影響大腦形成記憶所需的突觸修剪,進而影響身心周全,建議大家還是從各方面著手,找尋最適合自己的身心回正方式。

接下來為大家說明如何規劃專屬於你的睡眠行為模式!請先依據下方內容進行自評,以及使用本章最後特別設計的「身心平衡日程表」:

1.請先寫下你的睡眠障礙是哪種:是睡睡醒醒分段型、過早睡醒型、翻來覆去煎魚型、怎麼都睡不飽型,當然也可依據自身狀況填寫。

2.請自評上述睡眠困擾的干擾因素？可以自行填寫，或參考Chapter1
　的匹茲堡睡眠量表，以及本章的失眠嚴重指數量表、睡前激發程度
　量表。例如房間太冷或太熱、枕邊人太吵、疼痛持續睡不了、捨不
　得睡覺、太晚喝茶或咖啡、寢具不舒適、近期工作量大…等。

3.請依據干擾原因思考自我協助的方式，例如：戴耳塞、溫度調控、
　遠離3C、增加睡前儀式、減少咖啡因攝取、疼痛緩解、增加日照調
　節、縮短午睡時間、改善過度亢奮、維持睡前好心情…等。例如：
　枕邊人太吵──不妨戴耳塞或用閉嘴膠帶；夜晚頻尿──建議控制
　睡前飲水量。

Q1請寫下你的睡眠障礙

Q2自評上述睡眠的干擾因素

Q3思考能夠改善的方式

寫完上述3項，你應該能概略知道自己的需要，那麼就依據白天該出門的時間，回推計算該幾點上床睡覺。我們先設定你需要的睡眠時間是7.5小時（依個人狀況增減），扣除早上出門前洗漱更衣打理的時間，再回推你需要的睡眠時間，外加躺床後的等待時間。舉例來說，如果你早上8點出門前需40分鐘打理準備，睡前需要30分鐘關機，則算式就是：

8:00－40分鐘－7.5小時－30分鐘，
那麼你該上床睡覺的時間是11:20

　　如此，知道整日頭尾的時間點後，就能排定行為時間！例如你一早7：45抵達公司樓下，排隊買份早餐，9：00前進公司打卡，上午固定開會討論，趁空檔上廁所或倒水，以避免久坐；中午走出辦公室覓食時順便走走，若怕人多以訂餐送餐的話，也要在餐後讓自己有機會曝曬些許烈日豔陽，同時把握時間小憩15～20分鐘；午休後，稍微伸展身體，有助於活絡血循以增進午後體能；下午努力工作之餘仍要放鬆身心，遇到同事推坑下午茶點，就要避開可能影響睡眠的咖啡因。

　　若能正常下班，不妨到附近走走，親近鄰近的自然場域（例如社區規劃的公園苗圃），摸摸花草、看看路樹，有益放鬆身心。若與家人同住，你也不需負責烹煮的話，就可輕鬆自在漫步一小段時間；如果要掌廚烹飪，下班途中一邊構思晚餐內容。晚餐後，全家人一起整理

碗盤、洗衣、打掃…等家事，同時預留些時間陪家人聊聊、分享整天的有趣事物，而後完成各自的任務（功課、安排明日事項…等）。睡前留意室內光源適時遞減，無論呼吸、行事都和緩執行，並於睡前70分鐘先完成沐浴洗滌，塗抹乳液時放鬆緩和一整日的疲憊，之後可用香氣妝點臥室空間，伴隨著舒適的音樂，準備11：20緩心入眠。

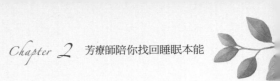

身心平衡日程表 **Date**	
6:00	
7:00	
8:00	
9:00	
10:00	
11:00	
12:00	
13:00	
14:00	
15:00	
16:00	
17:00	
18:00	
19:00	
20:00	
21:00	
22:00	

今日心情

今早睡醒的生理及情緒感覺

☐
☐
☐
☐
☐
☐

今日小確幸 ♥

睡前呵護或鼓勵自己的話語

Chapter *3*

因生活習慣
影響睡眠的你

Aromatherapy for sleep

如果你因為自律神經失調影響睡眠

睡眠品質差，其實不該歸屬為單一病症，而是生理失衡後所衍生的呈現。這幾年常接觸失眠的個案朋友們，多數評估皆顯示生活習慣才是極大的干擾主因，猶如上章談到自律神經主導日夜晨昏的精力與睡眠，唯有心神安定才能緩和身心，進而睡得安穩。

然而，城市裡的人們生活習性是越夜越美，不僅燈光霓虹閃耀，連夜生活的種類、人際交流、工作形態也略顯激烈，這些習慣與行為通常過於刺激而有害睡眠。但人們總是將其忽略，例如明知公事擾人，卻在睡前持續處理、讓大量訊息盤據腦海；又或者明知咖啡因影響睡眠，卻在晚餐時以咖啡配上甜點取代一餐，當成一整天辛勞工作的句點，結果夜半時分不易入睡，甚至胃痛連連；如此就得重新思索如何釐清日常習慣，調整行為模式，以奠定夜夜好眠。

◐ 用新的習慣取代自律引起的壓力

又是週五的下班時段，看著同事三三兩兩疾行離去，有的趕著回家與家人歡聚，有的開心歡渡週末兩天一夜的小旅行，只有小嫻意興闌珊地敲打著鍵盤，同事好心催促她：「趕快去約會！」但約會這字眼從未在小嫻的生命中實現過，也莫說約會、連朋友相聚的場景也許久未見，並不是沒有好友相伴，而是在畢業後數年，好友不約而同紛紛結婚組建家庭、陪伴孩子，要再與她這年近30的孤家寡人相聚，實則難

如登天。先前和閨蜜幾次相聚的難得機會都因好友媒心大起，為搓合她與好友意屬的男士相見。雖說好友眼光絕佳，每回介紹的男人都是一等一的極品，但和男方總是沒能燃起愛的火苗，自然銷聲匿跡，又回歸兩條平行線。

　　一個人的生活就是公司、家裡兩點一線，每天跨過鬧區走進昏暗的巷弄，徒步爬上4樓回家，那是前年剛貸款買下的小窩；偌大的32坪住房裡空空蕩蕩，除了客廳、餐廳、浴室，所有生活機能就擠在她的小房間裡，說是便於活動取物，實質上是想限縮空間，避免過於遼闊而感到寂寞；一個人的三餐很簡單，早午餐外食，晚餐簡單在家烹調，煮個麵食、炒個小菜，反正吃什麼都一樣！其實好幾年前的她會和好友瘋追美食，無論路程多麼遙遠，也會與閨密們前去嚐鮮，歡渡有好友相伴的美食療癒時光。然而自從工作性質變更，工時延長又燒腦耗神，從初期不適應的疲憊纏身，漸漸因為排卻負荷而變得麻木無感，過往的興趣大肆消弭，對於日常生活的需要或喜好也不再是那麼重要了。

　　直至人際互動關係出現困擾，小嫻才警覺該就醫探詢，醫師給予的診斷是壓力過大，建議她要找時間好好放鬆身心，在工作時間以外也要有一點休閒時間。她這才想起多年前曾在師範大學上過我的課程，在課堂上為自己調製芳香品的歡樂記憶。

為此，她連繫了我，在簡易芳香諮詢後正視過往時光在她生理情緒烙下的總總壓力、長期的精神緊繃確實剝奪了她對生活的熱忱和樂趣，更因自律神經的過度警覺而影響到睡眠的規律性。小嫻自認個性自律，為應付高壓的工作需求，極力執行時間控管；無論累或不累，她都要求自己11點上床睡覺，但每每躺床後卻伴隨著難以入睡的憂慮，反而越躺越清醒、越醒越躺不住。她自嘲，每夜輾轉反側，總要「煎魚」到深夜後才能真正入睡，這種想好好睡又害怕睡不著的煎熬，真讓她身心萬分疲憊。

從芳療角度來看，我提供給她的香氣十分簡單，分別調製了日間及夜晚的氣味，協助日間的她能感覺到喜悅且充滿活力、夜間放鬆身心並釋放壓力，也好調適成規律的生理節奏。同時建議她回家後、睡前為自己進行好眠儀式的安排。

 ## 天天可做的 10 個好眠儀式！

1. 讓燈光漸暗，每小時關暗一盞光源，降低光線刺激，利於褪黑激素穩定生成。

2. 晚餐盡可能提早吃完，如果不得已而必須晚一點進食，可以吃些好消化的食物選項。

3. 吃完晚餐後稍事活動，例如：做家事、整理房間，不僅善用時間更有助於消化。

4 書寫下整日的生活，不作批判，純粹紀錄當天情緒，趁機整理收攏心神。

5 洗澡時使用沐浴球打出沐浴泡泡，輕柔按摩全身；或於沐浴後用乳液或按摩油滋潤保養肌膚（按摩時請專注感受全身肌肉的緊繃與彈力）。

6 每天找個時間擁抱自己，或坐或站或躺都可以，無論喜怒哀樂，隨時張開臂膀抱抱自己；藉此機會掃描自己、感受自己的呼吸頻率與身心壓力。

7 睡前於室內擴散舒眠香氣，使用擴香儀或水氧機；或調製芳香噴霧，再將氣味噴灑在空間，亦可噴在枕頭被褥或睡衣的衣領上。

8 每晚預留些時間，先瀏覽隔日行程，再設定好1～3個完成目標，同時要寵溺一下自己，設計數個明天能滿足自己的小確幸。

9 睡前30分鐘請排除需要耗費體力及腦力的事物，專注在自己的呼吸上，或許看書、書寫、保養、冥想，或單純放空發呆，只要身心放鬆緩和即可。

10 讓手機放在自己拿不到的地方，或是關閉Wi-Fi，在固定時間上床就寢，入睡前先摸摸自己的頭、感謝自己！告訴自己今天真棒！辛苦囉！好好睡！晚安！

◊ 執行好眠儀式後的改變！

在執行好眠儀式後的一個月，小嫻逐漸調整新的生活模式、建立了新習慣，尤其是為自己特別安排的小確幸，更十足豐富了她的日程，

偶而給自己買塊人氣蛋糕、買盆迷迭香放在辦公桌鄰近的窗台、戴上好友送的美美耳環、上下班時改走不同路線、沿著店鋪一間間閒逛、主動邀約朋友去看場愛情電影、在睡前增加呼吸覺察及自我撫觸的儀式，也不再強迫自己準時11點上床，認真傾聽和感受身體的需要。

　　這一個月的轉變莫大，不僅周遭的人發現小嫻有些不同，連她自己也備感奇妙，覺得生活瞬間從黑白到有了色彩，原本在工作上極度自律的行為改變，願意多花點時間關心自己想要什麼。由於心房逐漸變得溫暖，與人互動也和善許多，臉部線條慢慢柔軟，微笑次數也多了起來，甚至後來與閨密新介紹的男士初次見面，居然彼此看對眼、相談甚歡，讓小嫻大感意外！現在的她終於能夠躺床就睡，生活品質和內容也大幅改善，原本自律個性帶來的的慣性壓抑與情緒焦慮，也逐漸不復出現。

釋壓善待自己的舒眠香氣！

精油配方：橙花2滴＋維吉尼亞雪松3滴＋山雞椒1滴
延伸應用：噴霧、按摩油、乳液

如果你常用 3C、熬夜而影響睡眠

　　大家都經歷過升學考試或準備論文的時期，昏天暗地的熬夜只為深夜苦讀、查找資料，不少青年學子也因此被3C「綁架」而讓深夜變得漫長。小翰是即將參與學測的高三生，夜讀熬夜看似屬於他邁入高三的榮耀展現，然而現代學子學習不像以往，無論查找資料或寫作業，都脫離不了使用手機和電腦。小翰每到深夜就感覺眼睛疲憊、視線模糊，只得調亮檯燈，而藍光及訊息量的提升擅改了他的睡眠，也直接影響模擬考成績。面臨聯考大限，生理狀態卻無端失衡，他只得求助媽媽幫忙，媽媽帶他前往醫院的青少年門診，醫生診視時告訴他平時找機會多放鬆，但對於正逢重要考試的他來說何其困難。在服用醫生開的藥物之後，雖然睡眠好轉，但睡醒後的白天總感覺昏沉，讓小翰非常困擾。

　　其實面臨考試的壓力與成年人面試、準備重要會議的緊張感有些相似，只是成年人有人生歷練，當面對壓力或困難時，總有較多的方法去梳理調適。但青少年才正邁入成年前的轉型期，因此思維、調整、應對與抗壓能力都尚未健全，尤其準備大考期間，緊張擔憂的情緒會直接顯現在生理上。聽小翰自述他的困擾和壓力，接著又說到他的焦躁和對於身體跟不上步伐的批判，他強烈希望我調配一款能讓他睡得少、又能振奮精神的調香，我打趣的說：「是不是還要頭腦清晰兼過目不忘？」他聽了兩眼放光，直說：「對對對！有這樣的調香嗎？」媽媽聽了直搖頭。

　　我告訴小翰，想要耳清目明、過目不忘很簡單！我隨後談起了人體的睡眠週期，只要睡得好，頭腦細胞修護及記憶修整就能讓他有更好的狀態去迎接日間的學習。他聽懂了，也理解睡眠的重要性，但還是竊竊地說了句：「我廢寢忘食、努力學習，但成績也不見得有多大的提升」言下之意是，如果為了睡眠而減少學習，他好怕考試成績會更不理想。我笑著問他：「這種熬夜限縮睡眠努力學習的方式，你唸書時覺得精神能專注嗎？」他靦腆地說，其實身體的疲憊總讓他精神難以集中，能存入腦中的知識和所費時間不成正比。為此，除了調香配方，我還為小翰重新設計了適合他的學測助攻規劃如下：

從呼吸到全身，幫助肌肉放鬆小技巧！

1 練習腹式呼吸

　　小翰的呼吸過於短淺，可能是長時間窩在書桌前，同時因為擔憂唸書進度而太過專注，導致他慣性憋氣並出現階段性的大口吸氣。我建議他先學會好好呼吸，善用呼吸的動力調節身心緊繃及壓力。

2 學習漸進式肌肉放鬆（PMR）

　　PMR是種深層肌肉放鬆的釋壓方式，在1938年由傑克布森（E.Jacobson）所發表，學理上多用於平衡自律神經、對抗壓力及焦慮引起的生理緊繃，主要透過自我對於肌肉的感知控制，讓身體局

部獲得放鬆，進而消除身心緊張及焦慮。PMR在任何時間空間皆可執行，透過自主意識的肌肉收縮然後放鬆，讓緊繃僵硬的部位獲得釋放。例如：

針對肩膀肌肉僵硬

雙肩上提並用力聳肩（感覺肩膀快靠近耳朵），停滯數秒，再漸進式放鬆，可施行數次，直到肩膀肌肉感覺放鬆為止。

針對用眼疲勞

緊緊閉上雙眼（稍微用力），停滯數秒，再漸進式放鬆，可施行數次，直到眼周肌肉感覺放鬆為止。

針對僵硬的手指

雙手用力握拳（感覺手掌緊繃），停滯數秒，再漸進式放鬆，可施行數次，直到手掌肌肉感覺放鬆為止。

針對久坐拱背的後背緊繃

將雙臂交錯、雙掌扣住另側肩胛骨（呈現環抱自己的樣子），停滯數秒，再漸進式放鬆，可施行數次，直到背後肌肉感覺放鬆為止。亦可依據自身肌肉緊繃的部位，先用力收縮再漸進式放鬆，給予PMR有效呵護！

針對久坐小腿肌肉緊繃

腳掌用力向上翹起（讓腳趾往膝蓋方向上提），停滯數秒，再漸進式放鬆，可施行數次，直到小腿肌肉感覺放鬆為止。

③ 注意飲食營養吸收

　　青少年的飲食極為重要，骨骼、肌肉都還在成長階段，所需的熱量和營養也比其他時期高，如果蛋白質、葉酸與鈣質…等營養不足，易造成發育停滯或影響整體健康。同時注重攝取維生素、礦物質、鐵質，亦有助身體提升循環代謝及養護。此時期得留意避免營養不均衡，盡可能調整成健康的飲食習慣（維持三餐正常、定時定量，減少吃燒烤油炸物及含糖飲料），每日攝取足量水分，供給人體所需。研究顯示，青春期是一生中第二個快速成長的階段，這時期的不當飲食習慣易導致成年後慢性疾病的發生率。

④ 增加休閒、適時放鬆

　　雖說考試在即，適時放鬆休息仍不可少！千萬別長時間壓抑迫害自己，尤其面臨重大考核或要事之際，為讓自己有充沛良好的活力，足以承擔或因應任何考驗，需要刻意營造短暫休息，有助於提升專注力。不妨採用番茄鐘工作法（Pomodoro Technique），1980年代由法蘭西斯柯·西里洛所創立，利用番茄鐘，每次轉動25分鐘專注課業後休息5分鐘，休息期間多活動肢體、喝些水，進行第二次設定25分鐘的番茄鐘，然後再休息5分鐘，如此循環4次後，完整歇息30分鐘，之後再依照需要重複執行數個完整的番茄鐘。可以利用這30分鐘的長休息到戶外走動、聽音樂，或閉眼小憩一番，適時休息後的專注力較佳，可達到更有成效的時間管理。

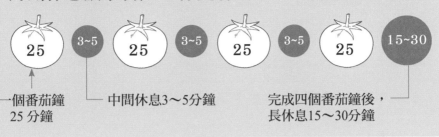

片刻休息讓學習／工作更有效率——番茄鐘工作法

一個番茄鐘 25 分鐘

中間休息3～5分鐘

完成四個番茄鐘後，長休息15～30分鐘

⑤ 減少3C使用

雖然說3C產品是現代學子的基本標配，但礙於對於褪黑激素分泌的影響，仍建議減少使用時間或先設定關機時間，例如將需要蒐集查找或記錄的資料於同一時段集中處理，平常關閉電腦、遠離手機，同步注意房間光線的強度，莫讓光害影響了夜間好眠。

🌢 執行放鬆練習、改變習慣後的變化！

如此經過數個月的實踐，在公布學測成績當天，小翰在媽媽的陪同下打電話給我，他開心地告訴我，終於如願進入心儀的學校，他說當初共同制定的學測助攻規劃頗見成效，尤其是呼吸調整及漸進式肌肉放鬆的學習，讓他掌握到面對壓力的方式。一味延長學習的時間真的比不上適時休息後專注的成效，很開心他能獲得伴隨成長最好的調適技巧。

消除緊張焦慮的舒眠香氣！

精油配方：甜橙3滴＋甜馬鬱蘭2滴＋羅馬洋甘菊1滴

延伸應用：噴霧、吸嗅棒、按摩油

如果你因飲食習慣不佳而影響睡眠

　　高壓的工作已成為現代人的日常，朝九晚五的上班時間對於方琦來說，早已是遙不可及的過往，回想起年輕時剛踏入連鎖咖啡產業的職場，經驗不足頻頻出錯，總被主管唸、方案或企劃也一改再改，有時連午休都沒能歇息，只為準備午後的會議資料。所幸公司內有幾位感情交好的同事，當她疲憊時還能躲進茶水間內一起閒聊幾句，或者分享團購優惠訊息，時不時訂個午後飲品及茶點，撐到5點半後就能拎包打卡、暫時脫離日間忙碌的行政工作。

　　年輕的時光真是美好，下班後也不用趕著回家，能與同事好友相約，有時看場電影，或大老遠衝一波只為享用網路介紹的打卡美食，那時的日子過得滋潤悠閒。隨著時間歷練，方琦有幸獲得長官的提拔認可，在事業上一路開掛、位階也逐漸高升，至今16年過去了，她已經成了展店經理，每每看著新人入職，就好像看見曾經稚嫩的自己，身為基層不需過度承擔責任，就算工作繁複，卻仍有下班後的私人休閒時間，哪像現在不分日夜晨昏，隨時得關注眾分店的日營事務，不知曾幾何時早已沒有上下班之分，每天總是忙於巡視不同分店，三餐很難正常，早餐吃得隨便不算，有時午餐還以咖啡替代，待晚餐再犒賞自己大吃大喝，這樣的模式讓胃腸逐漸難以招架，不得不求助醫師，被判斷出罹患胃潰瘍，皆源自於三餐不正常且壓力過大。

方琦和我聊起她的近況，透過芳療檢視，我發現除了主訴的壓力與胃腸狀況外，她的睡眠習慣更應修正調整，她說早些年不定期被公司外派海外，礙於時差總難以好好入睡，直至海外客戶介紹她服用褪黑激素，她本以為僅是保健食品，因此長期服用，就連人在台灣時也慣性依賴。剛服用褪黑激素的前幾年、她認為反正有這個「食品」幫助，一定能睡好睡飽，所以常刻意晚睡。這樣的成效在初期還不錯，但也因此讓她更肆意地夜夜笙歌，反正只要睡前吃一顆，就能滿足夜晚睡眠所需，但是這樣的任意妄為沒延續多久，褪黑激素竟變得不再有效。

　　這幾年的工作壓力更加繁重，她開始使用較高濃度的酒品混搭褪黑激素，讓她的睡眠好似不再有掛慮。至此，我聽得有些心驚，再次問她這兩年來都是同時使用褪黑激素及威士忌嗎？她不好意思地點頭說：「是呀！因為睡前喝一杯才會睡得好，有時懶得去倒水，就配酒一起吞下肚」。我問她是否知道兩者不能同時服用，她說曾上網查過資料，所幸她沒有發生兩種併用可能導致的睡眠干擾或交互作用，反倒是兩者共用才能快速入睡，而且屢試不爽。

　　看著她稍顯慶幸且沾沾自喜的表情，我進一步了解她早上的精神與日間活力狀態，她說這一年多來感覺白天非常疲憊，她認為可能是「長新冠」的後遺症。我告訴她合併服用褪黑激素又飲酒實在不是恰當的行為，也不是睡得著就代表睡得好，應該依據日間的精神狀態來

評價睡眠的品質與成效。雖然有些人說睡前喝點酒有助於入睡、似乎能放鬆身心，但其實酒精會對人體的神經系統引發激勵作用。據研究發現，若同時服用則可能導致褪黑激素將不足以發揮，影響服用成效且易形成副作用；法國科學家也在研究中指出，長期飲用酒精者體內的褪黑激素會減少分泌，被證實了酒精會改變晝夜節律，不僅會干擾睡眠，更導致日間的活力受限或銳減。她這才恍然大悟，說：「怪不得我白天總覺得好累，還一直擔心自己是不是老了，才會越來越沒體力！？」我心想，怎麼能讓40歲的美好年華成了酒精藥物誤用的代罪羔羊呢？

因為方琦已長時間服用褪黑激素，而且睡前飲酒也養成習慣了，她說多次嘗試不喝酒就睡覺，每次都在床上翻來覆去，連褪黑激素都起不了作用。因此我請她先行就醫，先由醫師評估其睡眠狀況並檢測其酒癮等級；在芳療照護方面，我只能先避開容易與酒精或酒癮產生加乘作用的快樂鼠尾草及薰衣草，為她專屬調製恢復平衡且緩減身心疲憊的芳香療方，讓她在夜晚或日間腸胃不舒服時得以塗抹使用，學習透過自己的手掌滑撫腹部，讓植物能量的滲透吸收。

方琦回家自行試了10天後打電話給我，說她很喜歡用雙掌按摩肚子、頸部及肩膀的感覺，加上精油溫暖的帶動，讓她被碰觸的部位迅速釋放緊繃感，夜間睡眠變得比較深層了，日間精神狀態也有明顯提升。她悠悠感嘆著自己長期以來對身體的忽略，我告訴她：「只要懂

得照顧自己，任何時候都來得及！」

滋養胃腸、緩解疲憊的舒眠香氣！

精油配方：山雞椒2滴＋甜橙3滴＋羅馬洋甘菊1滴

延伸應用：按摩油、乳液、熱敷

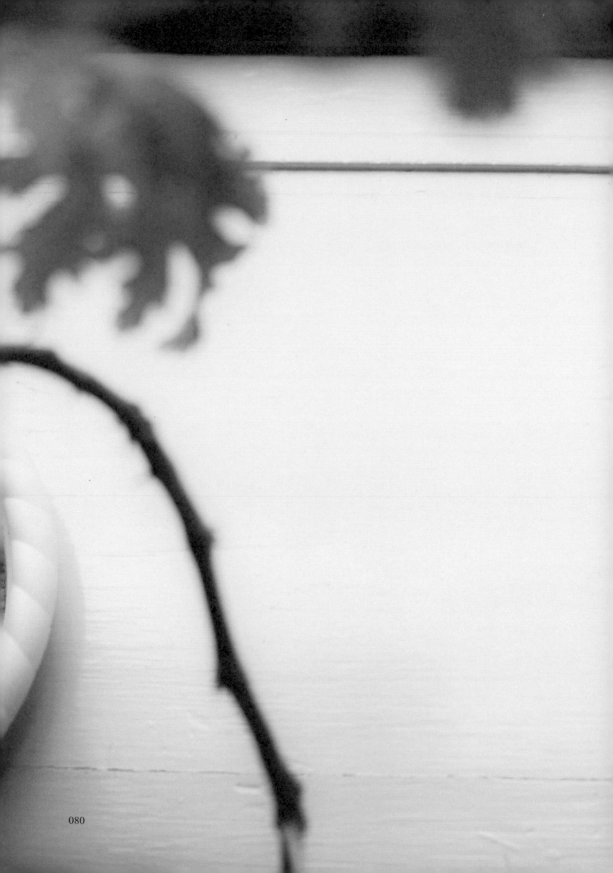

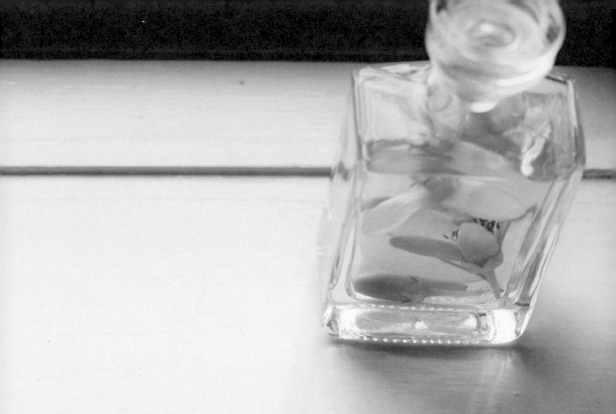

芳療師的睡前冥想小語

是時候好好緩和身心了，
請慢慢地吸氣、和緩地吐氣，
允許自己慢慢調勻呼吸，
釋放一整天的疲憊與壓力…

Chapter 4

抱著煩惱
睡不著的你

Aromatherapy for sleep

如果你因為情感煩惱而失眠

雖說煩惱會讓人產生焦慮、擔憂或不安的情緒，但這些讓人不舒服的感受能為你情緒背後的隱憂發聲，好讓你更加重視自己的身心需要。無論憂愁或歡樂，當日常事件超出生理能負荷、心理能接受的程度，煩惱必定因此而生。

大家常形容煩惱為三千煩惱絲，即表示煩惱的複雜及多樣性，煩惱並非全然不好，在佛教有句話說到：「煩惱即菩提」。意指，正面迎向煩惱、或「知」或「覺」即得以開悟智慧，但煩惱終究擾人，如果煩惱已經重壓你的身和心，甚至影響到睡眠時，就成了生活中極大的困擾。

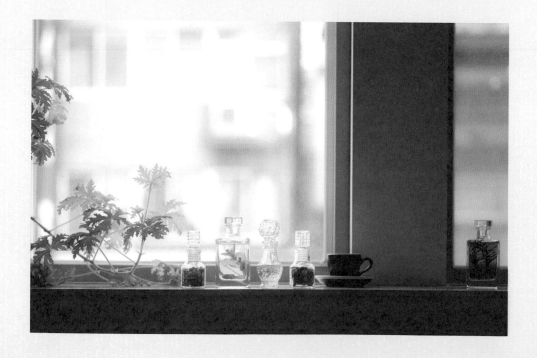

🖤 從婚前焦慮發現自己的家庭軌跡！？

結婚應當是件幸福美滿的事，但曾籌備婚禮的人就知道，繁瑣的民俗禮節與規矩總讓新人未上紅毯就退卻連連，先不說雙方家長見面確認提親的暗裡廝殺，從敲定日期和場地餐食、禮服挑選、拍攝及婚妙照篩選，到聯繫新秘、伴郎伴娘、服務招待人員、賓客宴請…等，各種細瑣安排事項就足以讓新人們頭昏眼花。我認識的婚禮籌備小編常說：「婚禮就像參與一場戰爭」。似乎當說出誓言「我願意」的剎那，這場名為兌現山盟海誓的征戰就吹響了號角，原本感情好的雙方也免不了出現意見衝突與摩擦。

心惠談起與男友愛情長跑 8 年，這些年來發生過的的口角也沒有統籌婚禮期間那麼頻繁，次數多到讓她萌生是否該終止婚禮的念頭。她原本以為結婚是最完美的結局，但過去 1 個月的時間，就把 8 年來的情份攪得翻天覆地，那天討論婚禮菜色時，兩人為了餐前冷盤各持己見、僵持不下。心惠從沒想過那個承諾會把她捧在手心細心呵護的男人，只為了一道菜就朝她大吼：「妳沒品味，很丟臉！」她也不甘示弱地叫他閉嘴，搞得同行友人尷尬連連！

雖然心惠述說的表情看似憤怒與倔強，但在她眼底卻透露著做錯事的不安。我問她：「妳從沒有叫人家『閉嘴』過，對不對？」她驚訝反問：「老師妳怎麼知道？」我說：「因為我從妳眼中看到重話脫口而出的後悔」。她略顯不自在地說道：「當我大聲叫他閉嘴，其實心裡有

些驚嚇，因為『閉嘴』兩字是我媽罵人的習慣用詞，也是我最討厭的話」。心惠從沒想過「閉嘴」會下意識地從她口中說出來！也因此，她驚覺自己如同媽媽的影子，又聯想到父母那像平行線的婚姻，瞬間出現了莫名畏懼，甚至是極度反感的情緒。她真的不想像父母一樣，明明同住一個屋簷下卻互不搭理，兩老分開吃、分開睡，各有各的人際關係，偶爾遇到生活中需要溝通時，總是劍拔弩張地收場。跟心惠感情很好的弟弟就曾朝父母大吼：「煩不煩！你們不要一開口就吵架，你們要不要去離一離，我跟姐姐可以自己過！」

即將到來的婚禮讓心惠很是擔憂煩燥，她深怕自己真的走入婚姻後會像爸媽，更怕自己會跟媽媽一樣，這樣的心結煩擾她許久；有時候好不容易睡著，卻常在夜半驚醒、惡夢連連，整整失眠了一整個月，真讓她身心俱疲。朋友們都安慰她，這是正常的「婚前焦慮」，結婚要討論的事務繁雜，本來就會讓人焦慮。但心惠的狀況還夾雜連結著母親的恐懼感，不少來找我談天的人也同樣有類似問題，我發現這些人「**有多麼埋怨父母、就有多麼厭惡自己！**」這樣的連結就猶如自己給自己下的詛咒，也只有自己覺察才能夠化解！我們的生命雖然來自父母，但人生卻可憑藉自我認知重新獲得掌握，只要你願意，隨時可以走自己的路，開拓專屬於你的人生，只要你願意！

重新感受幸福的「心事整理術」!

於是我建議心惠開始記錄自己的睡眠日誌,依循我給她的小功課:每晚為自己做3件會感到開心的事情(但不能是平常就會做的事情),並且同步記錄一整天發生的大小事。例如幾點起床?睡醒後的感覺如何?三餐吃了什麼?做了什麼?整日的情緒狀態?一整天感覺開心或不開心的事物?剛開始記錄的數日,心惠很不習慣,說自己常常忘記寫,隨後就忘了還得費心回想。但當她選擇堅持下去,每天的記錄讓她慢慢習慣了,日誌書寫除了文情並茂,還增加許多貼飾在手帳頁面上,妝點得琳瑯滿目,每每翻閱時總感到雀躍歡喜。她發現,其實日子過得真是有趣!與男友的日常生活心情記錄其實仍有萬分甜蜜,逐漸消退她籌備婚禮過程中的煩亂心情!

執行心事整理術之後的改變!

累積更多的日常記錄後,心惠有時會為自己創造更多「感受幸福的時刻」!她會在下班時到花店給自己挑選一束美麗的花,為了這束美麗的花又再逛逛幾個地方,採買自己早就想要的瓶器。回家後,修剪花束後放入裝了水的瓶器,她清出一個小桌面,鋪上一張早些年從歐洲帶回、卻一直被壓在櫃子底的蕾絲桌墊,再安排一張舒適的椅子,讓那個空間成了夜晚必待的地方。她會為自己泡杯花茶,舒服坐臥著看書,或在桌上為自己調製夜晚馨香、空間噴霧,輕輕噴灑在房間、寢具被褥或衣物上。有時候自製香氛乳液,淋浴後塗抹在臉部及身

上，或者調製草本沐浴鹽，浸泡疲憊的雙腳，順道追劇。把焦點從原本的煩心瑣事轉移到疼愛呵護自己，也一併解決了上個月總是夜不能寐的問題，在這之後每個看到她的親友都直誇她，越來越有新嫁娘的幸福模樣！

緩心呵護自己的舒眠香氣！

精油配方：柑橘3滴＋甜馬鬱蘭2滴＋羅馬洋甘菊1滴

延伸應用：噴霧、嗅吸棒、乳液

如果你因長期疼痛干擾睡眠品質

　　一般說的「中年」泛指年齡介於青壯年及老年人之間，世界衛生組織（WHO）將熟齡族群劃分，44歲以下是青年人，45～59歲為中年人，60～74歲則稱為「年輕的老年人」。不同於青壯年時期的充沛體力，中年人更飽含豐富的人生閱歷。然而，現代人普遍晚婚，生孩子後往往已屆中年，但孩子卻還年幼，就必須持續為家庭奮鬥。2021年發表於英國的研究，長期追蹤三個世代的研究比對發現，中年人的壓力最大，蒙受情緒焦躁憂鬱及生理病症反撲的機會也大，也或許這年齡層的族群在公司大多身處管理職，一肩扛起的責任較大，而在家中護老顧小的課題也較為繁雜，綜觀各種條件後可以說：「中年或許是人生中負重最苦的時期呀！」

　　明哥為家庭付出年復一年，雖沒給家人榮華富貴，但生活算是衣食無缺，兩個孩子接連從學校畢業，育兒重擔稍歇，本該是即將緩解放鬆的時刻，卻接獲老婆來電哭訴將被裁員的壞消息。儘管疫情趨緩，各個行業逐漸復甦，但無奈下游廠商顧客大幅變動，導致公司政策轉變而縮編裁員。明哥的老婆在公司服務超過20多年，卻落得這樣的結果，難免情緒低落而潸然淚下，他安慰道：「妳辛苦了這麼久，也是時候好好放鬆休息一下了」。想當初婚後不久，孩子就迅速到來，夫妻倆為了養兒育女和支付房貸，曾日以繼夜地埋首工作，伴隨孩子稍大、又得接送和照料生活起居，老婆總是蠟燭兩頭燒，忙完公事又要

趕著接孩子、烹煮晚餐、梳洗陪伴，好不容易等到孩子入睡，又得做家事，時常疲憊不堪，如今終於可以好好休息、準備過自己想要的生活！

經過一番安慰，老婆終於破涕為笑，但掛斷電話後，明哥不免心生擔憂，他的公司是自營原裝精油品牌起家，20年來，他一直秉持著做生意要有天良的信念，從未動過心思轉售成本低廉的次級品。不料，精油市場異相連連，不少公司拋卻原裝精油，改而採買大桶精油，在公司內自行分裝貼標銷售，但自行分裝的品質和安全堪慮，裝瓶之際恐怕將空氣中的細菌雜質也隨之灌入，進而汙染精油本身。無奈普遍民眾的芳療素養尚不充足，群眾一味追尋價格卻罔論其成分內涵，加上不少小品牌紛紛進駐百貨設櫃，消費者的購買習慣也隨之改變，使得公司營運早已不似當年。本想著雙薪家庭錢夠用就好，但突如其來的變故，讓明哥不得不好好思考公司未來。

與明哥相識是在一場運動按摩的課程裡，有別於其他學員參與學習的目的是為了提升本職專業，他來上課是為了解決長期困擾他的宿疾。明哥有長期肌肉痠痛的狀況，時不時就感覺身體僵硬疼痛，甚至嚴重到干擾睡眠，但又無法透過醫療或民間撫療協助獲得緩解。為他做健康評估時發現，他的基礎健康其實早有體現，長期交際應酬與菸酒為伍，讓他的心臟、呼吸及循環系統皆有損傷。長期身心壓力或許是咎因之一，但主要還是來自生理的病況，夜半的肌肉疼痛就成了影

響睡眠及品質的最大原因。身心健康提升與日常生活保健的養成是明哥需要多關注和調整的，我給他的首要建議為：

 幫助好入睡的日常生活建議！

1 少應酬、戒菸酒

雖說菸酒歡樂有其樂趣，但人生在世總要以長久健康為重，國內外學者皆倡導菸酒防治衛教，是因為發現菸酒傷害莫大。尤其是酒精傷害，多數人認為只要不過量，對身體應該就不會有影響，但其實酒精一入口對於神經及人體器官就有直接性損傷，且容易引發身心憂鬱、老人癡呆、性功能及睡眠障礙。不少應酬席間普遍增加菸酒使用，也將影響生理節律，故能免則免，以維持良好健康。

2 「533運動」

世界衛生組織（WHO）研究發現，除了吸菸喝酒及不健康的生活型態外，活動量不足也是人體老化及各種慢性疾病的重要危險因子，為因應現代人健康代謝所需，良好的運動規律已從過往的「333」建議提升到「533」，也就是每週頻率5次、每次超過30分鐘、心跳達到每分鐘130下，足夠的運動有助於骨骼肌肉生長，若加上鍛鍊呼吸及提升循環，更能穩定夜晚睡眠狀態。

3 「478呼吸」

478呼吸法是美國哈佛醫學博士威爾（Andrew Weil）近年來提倡，能迅速達到身心放鬆、緩解焦慮緊繃，幫助人體在60秒左右快速入眠的方式。478呼吸的步驟是將舌尖抵住上顎，以鼻腔進行柔細綿長的吸氣4秒、摒住呼吸7秒，再從嘴巴緩緩吐氣8秒，如此執行4個循環，就能讓人進入放鬆狀態、好好入眠。但請留意，如果長輩要嘗試此呼吸法，建議調整成457，也就是摒住呼吸的時間為5秒就好，對長輩們來說較易達成。

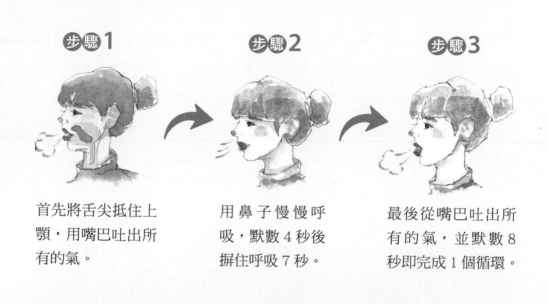

步驟1　首先將舌尖抵住上顎，用嘴巴吐出所有的氣。

步驟2　用鼻子慢慢呼吸，默數 4 秒後摒住呼吸 7 秒。

步驟3　最後從嘴巴吐出所有的氣，並默數 8 秒即完成 1 個循環。

步驟時間軸

★ 3 個步驟全做完為 1 個循環，最少做 4 個循環

舌尖頂住上顎

吐氣	鼻子呼吸4秒	摒住呼吸7秒	嘴巴吐氣8秒

4 簡易版運動按摩

　　通常運動按摩是在運動後進行，讓緊繃的肌肉得以放鬆，也能在運動前施作，用以伸展喚醒肌肉及筋膜，幫助提升運動表現。運動按摩是種徒手施作於肌肉或軟組織的專業性技法，一般需由相關專業人員執行，但簡易版運動按摩十分適合一般肌肉僵硬緊繃者於居家自我保健。執行前需了解人體肌肉及筋膜走向，透過自我覺察、探看肌肉緊繃的所在，用食指、中指及無名指指腹同時長壓著肌肉緊繃的地方，再經由被壓住的外側關節活動轉動，鬆開僵硬的肌肉或肌群。透過肌肉的自我鬆動，將有助恢復肌肉彈性與柔軟，達到身心全然的釋放。

5 溫水濕敷

　　除了放鬆身心壓力及呼吸調整外，亦可在肌肉僵硬的地方施以濕敷護理。前提是在肌肉沒有發炎（紅、腫、熱、痛）的狀況下，以熱敷促進血液循環、加速人體新陳代謝，協助排除局部廢棄物，將有助於修護細胞損傷，讓緊繃僵硬處活絡新生。倘若肌肉疼痛來自發炎損害，則改以冷敷施行。據助眠相關的研究指出，睡前泡手、泡腳或熱敷，將有助提升穩定自律神經，對安眠有絕對成效。

◐ 實行5個生活建議後的改變！

　　跟著生活建議執行一陣子後，明哥感受到先前肌肉疼痛導致不好睡的困擾明顯減少。其中，「478呼吸」一開始對他來說是個挑戰，因為平常大吸大吐慣了，這種控制呼吸秒數的方式讓他在執行初期備感

困難,但明哥主動分享說,沒想到練著、練著,居然不再難以入眠,往往連吸3個循環後就開始哈欠連連,躺床待眠時間縮短,讓他更好掌控睡眠時間。更令他驚喜的是簡易版運動按摩,以往他認為按摩就是在皮表上搓揉,但這種扣住肌肉源頭為活動肌肉止端關節的方法,真是符合他的需求,這種自我放鬆肌肉群及控制深度與力道的方式對他來說不僅便捷有效,還可隨時隨地操作。

雖說在亞洲社會多提倡「男人養家」的思維,但明哥對家庭的責任心讓他無條件撐起一個家,給予老婆及孩子們的不僅是生活物質,更兼具身為人夫與父親角色的擔當,以及對家人承諾的愛。

放鬆緊繃肌肉的舒眠香氣!
精油配方:黑雲杉3滴+佛手柑2滴+肖楠1滴
延伸應用:噴霧、吸嗅棒、熱敷

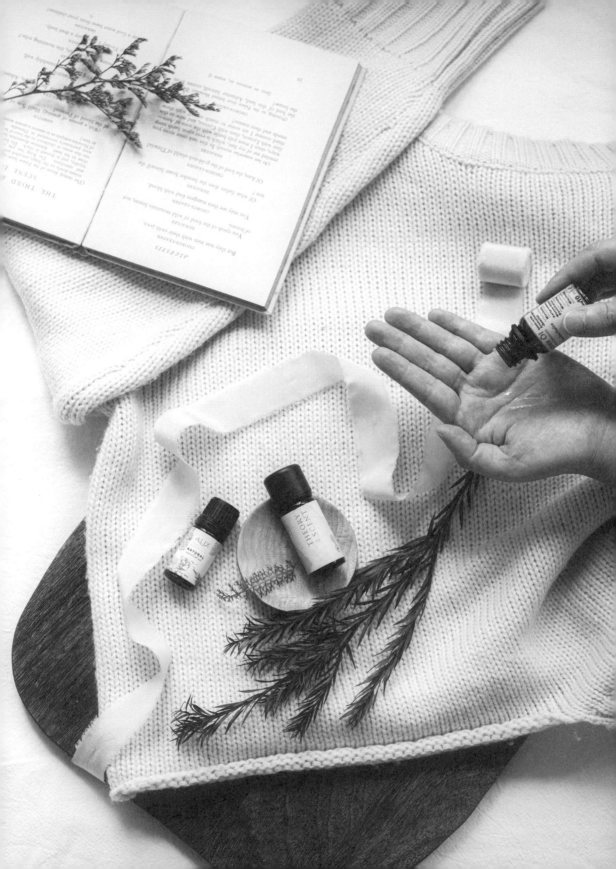

如果你因家庭煩惱而影響睡眠

　　有人說夫妻的契合往往在有了孩子後開始撕裂,雖然不是每對夫妻都如此,但總因為不同的成長環境及家庭觀念,讓夫妻對待孩子時的互動及教養容易產生分歧。因為長期睡眠不佳引起內分泌失調,前來尋求芳療協助的宇蓁忿忿不平地說她當時年紀小,聽信年輕時勘屬陽光暖男的先生說:「相信我,我會一輩子愛妳、疼妳,把妳好好捧在手心裡」但現在想想,根本就是個屁!自從有了孩子後,兩個人就摩擦不斷,從該餵母奶還是奶粉?該委託保母還是辭職在家自己帶?需不需要額外補充乳鐵蛋白?幼稚園該送公幼還是私幼?要送才藝班還是不送?孩子成績不好是誰的責任?直到近日經醫師診斷,發現孩子有過動複合ADHD的狀況,那個曾說要愛她一輩子的男人居然懷疑起她家的基因!宇蓁說得滿臉通紅、相當氣憤,差點忘記此次是為了她自己的健康來接受諮商。

　　我們回到芳療的基礎諮詢,從日常的飲食及生活作息談起,發現宇蓁的睡眠惡化是從孩子出生後開始,年幼的嬰孩總在夜晚頻頻哭鬧,夫妻倆只得夜夜輪番照顧、或哄或搖,這樣夜不能寐的情況直至孩子兩歲仍不見好轉。隨著孩子開始學走路後更增加了夫妻倆的困擾,那時期的孩子異常好動,不時爬上爬下探索新世界,常常摔跤的頻率之高讓夫妻倆時時刻刻心驚膽跳。有一次孩子又跌倒,宇蓁的先生慌忙抱起孩子並狠狠地瞪她,指責宇蓁為什麼沒看好孩子?夫妻倆的樑子

就此結下，後來就常因為孩子的狀況使彼此針鋒相對。

　　宇蓁的壓力還不只來自家庭，身兼組長的她在公司也有著忙不完的事，所幸她工作經驗豐富又刻苦耐勞，因此日間公務的問題總能迎刃而解。但她最怕上班時手機鈴聲響起，擔心又是老師來電告知兒子闖禍或受傷的消息。當孩子還小時，宇蓁只覺得他活動量大、很少看見他有片刻休息，當時還自我安慰只是比別的孩子活潑一些而已。隨著年齡漸長，在學校的狀況日漸增多，老師來電告狀的頻率之高，讓宇蓁形成莫大的壓力與恐懼。據宇蓁自述，她沒有入睡困擾，但總會在半夜驚醒，這種狀況回溯來自於兒子幼年時總在夜晚突然哭鬧，她習慣半夜察看孩子是否踢被？是否好睡？直至現在，雖然孩子比較大了，但當時留下的習慣卻難以抹滅，半夜驚醒持續影響她睡眠品質不佳，讓宇蓁有苦難言。

　　有一次陪同母親至醫院就診，宇蓁也同步請教醫生她的睡眠困擾，醫生建議她掛號接受檢查，經檢驗評估後、醫生開立鎮定劑給宇蓁。母親已經服用同樣的鎮定劑多年，但宇蓁對於服藥有些排斥憂慮，因此一直不太想吃藥，而睡眠困擾也延續至今。直到近期，月經週期變得混亂，有時3個月來一次，有時一次長達2週，不規律的生理期讓宇蓁十分厭煩卻又找不到改善方法，直至在廣播裡聽我講起睡眠有助於調節人體免疫功能，而且睡眠的好壞將直接影響月經週期，這才讓她前來尋求芳療協助。

我向她說明，人體各系統的運作彼此互助和牽引，除了基因及先天性病症之外，許多症狀都屬後天影響造成。以女性來說，月經狀況會顯示一個人的身心健康，如果月經週期正常且經血排出順利，同時無經痛或身心不適反應，則可見身體健康勘屬無慮；但若人體失衡或組織細胞稍有問題，人體循環狀態不佳，就易導致經痛或月經週期混亂。

睡眠和人體身心、壓力有著密不可分的關係，因此我建議她先從自己的日常生活型態調整做起，還好宇蓁飲食正常，唯水分攝取不夠而稍有便秘困擾、運動評估過於不足，使得骨骼肌肉略顯無力鬆軟。我們更透過心智圖探討了宇蓁對於孩子成長的擔憂，她問我是否該帶孩子就醫？我建議她回家與先生討論，畢竟家人應該是最好的支持夥伴，但她擔憂自己的急躁個性會引爆彼此衝突。因此我花了些時間，陪伴她一一感覺嗅聞、找出分別代表放鬆緩心及沉著舒眠的香氣，我將4%調和油倒入滾珠瓶，請宇蓁每日於午後、晚餐後及睡前塗抹於前胸、肩頸，並以雙掌輕柔揉捏按摩，剛調配好的味道很是好聞，宇蓁十分喜歡，拿著頻頻吸嗅塗抹，這香氣裡放了纈草，不算是普遍大眾喜愛的味道，但她卻頻頻說妙，她感覺好似兒時家鄉稻草焚燒後的味道。

後記 宇蓁帶了孩子來見我，發現她兒子和同年齡孩子相比，體型偏瘦了些，宇蓁說孩子挑食、平日吃得少。當我與孩子溝通時，發現他有嚴重的脹氣，且詢問得知他有胃腸疼痛的長期問題，故建議她應該帶孩子先就醫諮詢。

放鬆沉著的舒眠香氣！

精油配方：苦橙葉2滴＋甜馬鬱蘭3滴＋纈草1滴

延伸應用：按摩油、吸嗅棒、油膏

如果你長期照顧長輩而睡不好

　　阿玉自從結婚後就不被婆婆喜愛，常常疲憊下班後還得操持著繁瑣家事。從小，阿玉的媽媽將她視若珍寶，總是捧在掌心呵護，沒想到婚後風雲變色，讓她即使苦也不敢回家對媽媽傾訴。直到婚後5年首次於大年初二返家，她清晰記得媽媽親自到客運站牌接她，前一秒還歡喜地握住阿玉的手，後一秒卻心疼得掉下眼淚，只因她長年忙於家務，掌心早已退卻少女的柔軟細緻而起繭粗糙。當年媽媽的淚深深刻印在阿玉的腦海裡，偶而想起年輕時為了嫁人與媽媽決絕，心裡五味雜陳。

　　如今，婆婆已離世數載，先生也因老年疾病使得心性稍減收斂，年輕時動不動就大吼摔東西的場景幸虧不再復見，生活看似熬出了頭，卻傳來年邁母親罹癌的惡耗。多年來，阿玉一直避免與媽媽見面，只因心愧媽媽當時的心疼落淚，那無聲的淚水好似指責她當年的堅持已見遠嫁他鄉，她一直避免去想如果當年可以聽進媽媽的力勸，是不是就能免除那錯嫁後的痛苦與傷害。

　　當聽到媽媽的病況，她還是連夜返家，與媽媽雙手相握、淚眼相望，那一刻她萬分埋怨自己耗費了數十年的時光，因此她留在媽媽身旁照顧著，只為追回多年未能陪伴的遺憾和悲傷。但隨著母親身體狀況每況愈下，儘管醫生護士也提供她安寧家屬的緩心照護，但她心裡仍怕媽媽就此離去，恐懼感不斷削減著她的意志力。直至那日，伴隨芳香照護滑

撫，她才得以透過碰觸去感受從小呵護她的媽媽。記憶中，媽媽溫暖的大手曾幾何時變得如此羸弱，撫慰按摩著媽媽的雙手時，好似驅散了阿玉莫名的無形恐懼，也給了她明確方向。在心裡默默決定，不僅要把握母女相處的時光，更要重拾媽媽要她珍愛自己的盼望。多年來，阿玉的婚姻不受善待，連日常生活及兒子國外留學的費用也未能獲得先生任何資助，因此多年來她只能把自己榨乾，用工作填滿不被夫家疼愛的空虛，長期熬夜的疲憊與高壓生活型態也在她的身心刻劃下實質傷害，讓她不得不借助安眠藥物，卻難以恣意睡得飽足。

為安寧患者進行芳香照護之餘，我們同時也會給予家屬或陪伴者芳香照護。待陳奶奶安穩地沉沉睡去之後，我與阿玉閒聊許久，針對她的身心狀況給予一些芳療建議，除了好好把握時間去圓融母女的心房，也要再審視這一路走來的自己，填補滿足未盡的遺憾。例如阿玉從小喜愛畫畫，可以在陪伴母親的過程中用紙筆彩繪與她互動，也重拾繪畫帶給她的歡愉。儘管現階段無法伴隨喜歡出遊的母親遠行，仍可以透過手機螢幕或電視欣賞各地風景並與她話話家常。就算生命無常，但只要內心充滿希望，一切都將圓滿！

洗滌疲憊的舒眠香氣！
精油配方：苦橙葉2滴＋乳香3滴＋岩蘭草1滴
延伸應用：按摩油、噴霧、吸嗅棒

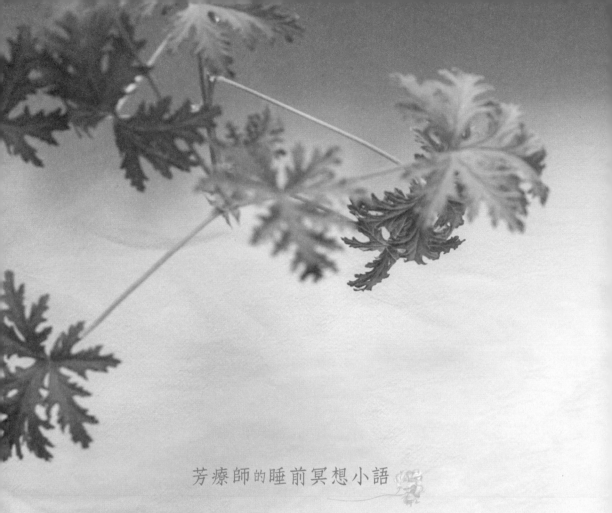

芳療師的睡前冥想小語

入睡前，請拋卻煩惱，
請告訴自己，沒有什麼比睡好重要，
此時此刻儘管好好睡覺、睡飽睡好，
就可獲得順心圓滿的燃料…

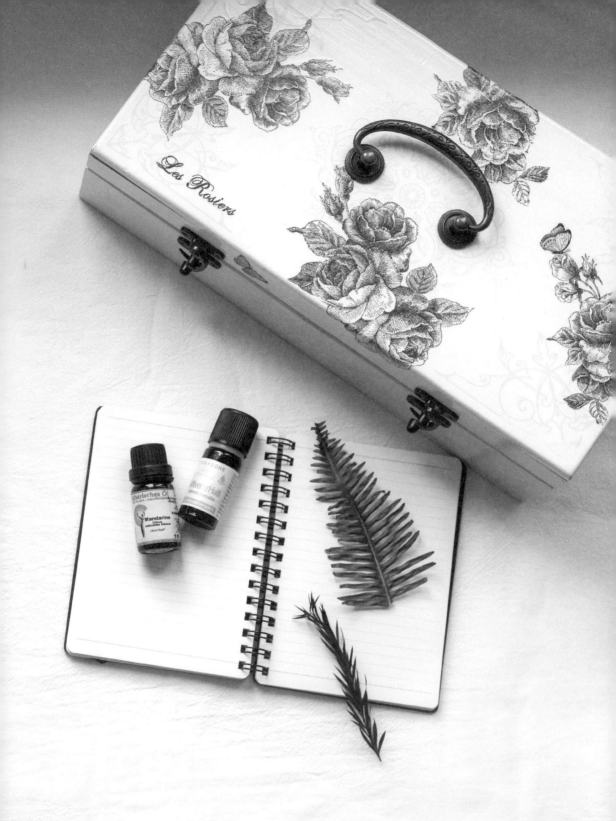

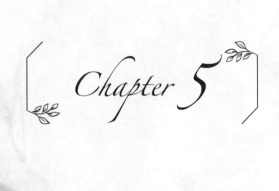

Chapter 5

老化症狀
影響睡眠的你

Aromatherapy for sleep

如果長輩身體狀況不佳而影響睡眠

老化是生理耗損或超越負荷的人生必經過程，雖說人體有一定老化的年限，但在壓力如山的現代，趨於老化的年齡已逐年提前。醫學界普遍認為這是環境、情緒、壓力所引起的過勞現象，導致身心與健康根源細胞組織的衰敗，使得免疫、心血管、呼吸、胃腸系統…等機能加速減退。

無論你幾歲，都該好好保養以調理日常，讓生理老化延緩到來，只要每晚擁有良好的睡眠，就能讓人體獲得適時修護，幫助穩健身心機能健康，並賦予日間擁有充沛活力的能量；但倘若老化已達到不可逆的程度，仍該好好照護自己，期盼「健康老化」且呵護身心所需。

睡眠習慣的變化是伴隨老化的正常標配，隨著年齡增加、身體逐漸無力負擔各種所需，不少長輩提出的睡眠困擾不外乎是呼吸不順、冷熱失調、肌肉痠痛、胃腸不佳…等生理老化的影響。但其實就算身體機能趨減，睡眠模式仍舊可以鍛鍊，只要花點時間感受自身條件，規劃設計適合自己的睡眠儀式及習慣養成即可改善。

住在醫院安寧病房89歲的陳奶奶是剛到院的肺癌末期患者，於去年的年中確診後積極面對、健康狀況一度穩定，卻敵不過上個月一次吞嚥嗆傷而引發吸入性肺炎，後續因為無法吞嚥而就診，診斷出呼吸衰

竭,被醫師要求即刻住院。陳奶奶年事已高,各種醫療協助也抵不過身體的衰敗損耗,在主治醫師的建議下轉診至安寧病房。

配合醫院執行芳療照護的早晨,我首度見到陳奶奶,讓我印象極為深刻的是,除了初見面時她恬靜的微笑,還有銀白潔淨散佈在枕頭上的柔軟髮絲。當我靠近她的床沿,跟奶奶介紹我是她今天的芳療師時,她費力用虛弱的聲音向我道謝,一旁的女兒告訴我,奶奶已經數天沒能好好闔眼入睡,自從轉到安寧樓層後,儘管沒人特意跟奶奶說明,她似乎也清楚自己的時間正一天天流逝,她滿心等待旅居美國的孫兒回來,因此極其抗拒睡覺,說怕一閉眼,就無法看見心愛的孫子歸來。

● 幫助長輩安穩放鬆的香氣撫觸按摩!

一開始,我給奶奶準備了極具懷舊意涵的玫瑰花香,奶奶從吸嗅香氣的第一口後就輕柔地閉上眼睛,看著她眉眼放鬆、看似十分享受在花香簇擁的幸福之中,我引導女兒握著奶奶的手進行滑撫按摩,有別於女兒手部較為粗糙,奶奶的手部膚況很好、指甲被修剪得潔淨工整;女兒學習著我的動作、輕柔觸摸著奶奶的肌膚,揉轉著每個指節、從手心手背往上推滑到頸肩。

病房內十分寧靜、呼吸器的喘鳴聲顯得異常清晰,隨著肢體的碰觸,特調給奶奶的香氣也隨之擴散在整個空間裡,柑橘與檀香調和的

氣味結合絲縷殘留的玫瑰氣息讓芳香照護更顯沉靜安適。當我把胸膛滑撫的動作交給女兒，輕輕來回地碰觸奶奶的額頭時，奶奶稍微睜開雙眼問道：「我可以睡一下嗎？」我說：「您放心好好睡！」奶奶又交待了句：「別讓我睡太久喔！如果阿俊來了要叫我！」我持續輕柔摸著奶奶的頭，卻見女兒的淚不自覺地滴在奶奶的手背上！女兒有些尷尬地吸了吸鼻中的淚水，說她知道媽媽現在是苦苦撐著，為了見一眼心心念念卻遠在異邦的孫兒，她感受得到媽媽每一口氣吸得都很費力，也心疼媽媽此時的痛苦，但仍舊難以放手、無法面對她即將遠行的事實。

她很怕兒子的歸來會是媽媽的催命符，但又不知道能做些什麼幫忙減輕媽媽的痛苦，直到現在握住媽媽的手、感受到從她身上傳來的溫度，怕失去媽媽的恐懼也瞬間被洗滌。我告訴她：「媽媽總會在時間到了的時候走上她的路途，但不是現在！現在妳能做的是，透過肢體接觸傳遞妳給予媽媽的愛與深深的祝福，且記住媽媽的氣味及溫度」。接著，我讓她接替觸摸頭部的動作，告訴她善用媽媽呼吸尚存的珍貴時刻，好好跟媽媽道謝、道愛並道別，為這一世的情緣畫下圓滿、彼此也不留遺憾！

爾後，我轉往其他病房，但再次經過陳奶奶房門時，見到女兒倚靠在媽媽身上，好似回溯到兒時媽媽將她擁在懷裡的親密時光。

沉靜心安的舒眠香氣！

精油配方：柑橘4滴＋大馬士革玫瑰1滴＋東印度檀香1滴

延伸應用：按摩油、噴霧、吸嗅棒、熱敷

如果你因為更年期而影響睡眠

　　更年期（Menopause）是不少女性恐懼的字眼，好似訴說青春即將逝去，更年期大多出現在48～55歲之間，但隨著現代人日夜忙碌、身心壓力失衡，不少女性莫名出現不來經（次發性閉經）現象，暗暗擔憂更年期是否提早報到。其實次發性閉經是指曾有規律月經週期，卻超過3個週期不來經，除了感染或子宮內膜沾黏影響之外，大部分是受到壓力、體重或運動干擾，屬於下視丘或腦下垂體功能異常，使得卵巢無法生成卵子，進而影響月經生發。而一般更年期泛指女性正常的生理變化，是指從出現更年期症狀到完全停經的過渡期，當年齡漸長、卵巢功能衰退，體內雌激素含量不足，將無法啟動子宮內膜增厚及剝落的過程。

　　53歲的阿月就深受更年期之苦，歷時已近4年，從前期第1年、每回月經長達10～14天，經血量大到貧血眩暈，之後稍微趨緩、週期卻開始混亂，來經形式以月經、季經、半年經…等輪番上陣，源頭的荷爾蒙失調也造成一連串生理及情緒的干擾。3年前，一次意外跌倒導致手臂尺骨骨裂，檢驗後發現罹患骨質疏鬆，直至今年農曆年後出現更年期常見的熱潮紅，本該是清爽舒適的春季裡，阿月卻感覺熱浪莫名蔓延全身，尤其近來夜間盜汗繁複，讓阿月頻頻醒來，還不時自覺心悸，夜晚變得不再好睡。晚上睡不好、睡不飽都讓阿月十分煩惱，因為她一直很看重睡眠，從年輕時就養成10點上床、10點半入睡，固定

睡滿8小時，6點半自然清醒，因此阿月說她從來沒想到自己也會有出現睡眠困擾的一天。

　　阿月自嘲，因為睡不好，日間工作的思緒有時卡卡，這讓身為公司會計、需要極高專注力的她備感壓力，過往的充沛精力如今變成總感疲憊，注意力也得刻意集中、白天體力驟降，這讓本性活潑、愛購物採買的阿月變得較為沉悶，人際互動上也不如以往熱衷。有同樣經歷的朋友向她介紹，而嘗試服用高劑量的月見草，生理不適好似稍稍好轉，但諸多不適症狀尚存，讓阿月覺得煩躁，故來訊尋求芳療諮詢，期盼能從中獲得調理的妙招。

　　在精油調配上，荷爾蒙失調（不足）有不少合宜使用的品項，像眾人喜愛的玫瑰就是能滋補調順子宮、卵巢的良好選項，搭配身心平和調理作用的玫瑰天竺葵，以及緩解身心壓力的維吉尼亞雪松，這三只綜合調和的香氣獨特，調製成按摩油提供給阿月早晚使用，只需簡單塗抹於前胸、腰腹及大腿根鼠蹊部。阿月開心地說她很喜歡這樣的氣味，味道好似兒時記憶中奶奶使用的香粉，因此她每天數次取幾滴塗抹於掌心，作為手部保養油按摩滋潤雙手，然後覆蓋口鼻吸嗅，一股幸福感油然而生。就這樣經過兩週，當阿月依預約時間再次前來，她的氣色變得很好、並感謝說著睡眠狀況著實改變了不少，此外植物荷爾蒙能量讓原本因為雌激素不足而導致的黏膜（陰道）乾燥及皮膚敏感粗糙，她說這部分也有所改善。

激素調理的舒眠香氣！

精油配方：大馬士革玫瑰2滴＋玫瑰天竺葵2滴＋維吉尼亞雪松2滴
延伸應用：按摩油、乳液、冷敷

♦ 男性也有惱人的更年期症狀

更年期並非女性專屬，男性也有荷爾蒙失調的困擾。在我接觸的個案中，多位中壯年男性都有失眠或睡不好的主訴，經過完整評估及檢測後發現，是正在經歷男性更年期的徵兆，男性荷爾蒙睪固酮（Testosterone）會隨著生理機能退化而逐漸減少。而睡眠突發性的變更，則是男性更年期來臨的訊號，這時情緒容易變得起伏和暴躁，性慾降低且體力大不如前，也是這時期的常見徵象，其他仰賴睪固酮的人體機能運作，也會隨著荷爾蒙分泌不足而退化變糟，例如精蟲凋零、骨密度銳減、心血管產生影響、身體體毛脫落…等退化展現，總會讓男性的身心難以接受及負荷，如同此時期女性的身心困擾，因為沒有人想承認自己正一天天變老。

發生在男性身上的更年期（Andropause）通常容易被忽視，中壯年男性常等到造成身心頻頻出現困擾狀況，才驚覺更年期已悄悄來到！男性專屬附帶的更年期影響就屬前列腺的健康，不少前列腺的病症是在男性更年期之後顯現。一位因為頻尿干擾睡眠的陳大哥前來尋求芳療協助，他原本透過醫師以「男性睪固酮低下自我檢測量表

（Androgen Deficiency in Aging Males，ADAM）」進行檢測，再經由睪固酮抽血檢驗後確認早已邁入更年期階段，在10分題型的初步評估中，他就有9項符合，像是性慾低下、精神不佳、體力和耐力下降、生活變得沒有樂趣、脾氣變得較暴躁、勃起時較不堅挺、運動體能變差、晚餐後會打瞌睡、近來工作表現不佳，唯一只有身高變矮這題，陳大哥沒有遇到。看到醫生的評估分數後，陳大哥十分焦躁地趕緊聯繫我，問道：「男人怎麼會有更年期？我才53歲，能跑能跳而且體力很好，哪像是更年期變老？」我告訴他：「無論男女，人的器官機能總會使用耗損，男性更年期是指由睪丸及腎上腺製造的男性荷爾蒙低下，影響了人體新陳代謝及系統功能。荷爾蒙低下的原因眾多，最多數是因精神壓力及自然老化引起，會持續5～15年之久，但因症狀不似女性更年期明顯，因此常被忽略」。

陳大哥這才談起這兩年多來的怪異狀態，從初期的肌力流失、脂肪與體重激增，慢慢覺得自己缺乏活力、情緒敏感易怒、循環變差，這幾個月甚至開始睡不安穩，原本猜想是因疫情延宕、職災壓力增加而導致的生理變化，但夜間頻繁夜尿，這才讓他掛號就診，以期改善身心失衡，卻沒想到原來是男性更年期找上門。

以芳療照護來說，我建議陳大哥別急，先著手建立運動習慣，重啟循環養護機能，採用533運動法則，藉此促進有助於改善荷爾蒙失衡所形成的生理停滯現象，能有效緩解壓力。在食療方面，可補充男性

保健聖品——南瓜籽油、維生素D、Omega-3、DHEA和鋅。在芳療療護的部分，可採用芳香調製按摩及增加泡腳護理，透過按摩釋壓、緩解身心壓力，按摩自己長期過度緊繃的肌肉群，使其變得柔軟且提升延展力。沐浴時或睡前可以泡腳輔助，透過溫暖的水溫浸泡提升人體循環力，我建議不妨調製適合的促循用油2～3滴混合於5ml的沐浴乳，再稀釋到足浴盆裡浸泡；同時調製成按摩油，先簡易塗抹於雙足上，再將足部浸泡到溫熱水中，對於任何需要增加循環機能的人來說，是極為有效且便利的方式！

促循養護的舒眠香氣！
精油配方：佛手柑3滴＋粉紅胡椒2滴＋義大利永久花1滴
延伸應用：按摩油、乳液、沐浴鹽

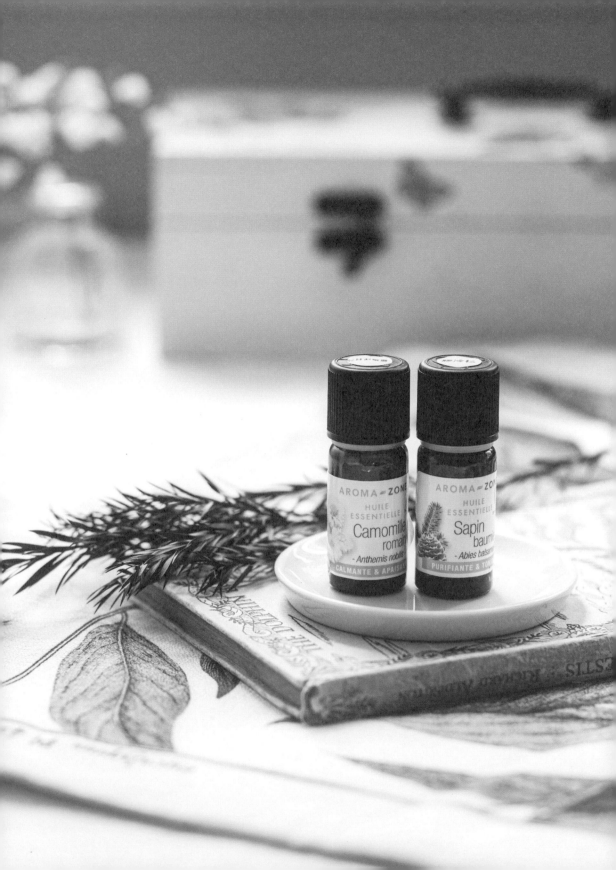

芳療師的睡前冥想小語

別過早拿「我老了」當作藉口，
每天能吃就吃、能動就多動，
隨著年齡漸長，學習自我照護，
日日心安、夜夜睡好…

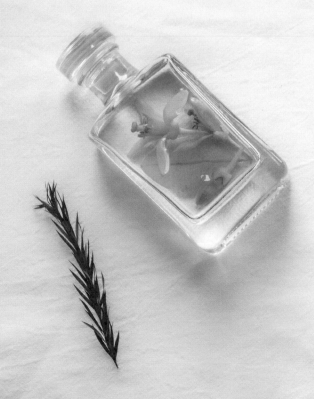

116

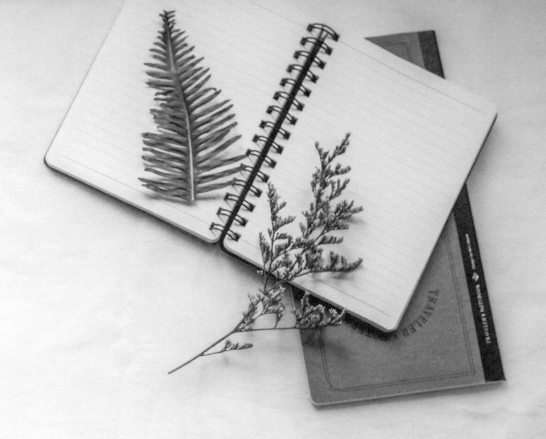

Chapter 6

身心症困擾
影響睡眠的你

Aromatherapy for sleep

如果你因為悲傷記憶引起失眠

身心症狀種類繁多，一般影響心緒的有焦慮、抑鬱、狂躁、恐慌…等，這些症狀依等級強弱而有內顯及外顯之區別。當情緒及生理展現已影響了日常心緒，或於午夜夢迴回憶起傷痛經歷仍備感不適的話，就該好好正視探究自身需求並且探看誘發核心，可能來自曾經過往的人事物，或許深刻記得、也可能早已被覆蓋深埋在遺忘的內心角落。

這些走過的曾經極需要你去正視，目的不在於掀翻或舔舐傷口，純粹讓長年承載心理負荷的身體知道：**「是的，我看見了、知道了你的需求，並願意一同守護身心的傷」**，讓自己有勇氣面對人世間的喜怒與悲愁。

「媽媽不要跳！不要跳！不要！！」小彤再次從自己的嘶吼尖叫聲中夜半驚醒，又是那個重複糾纏、再次身歷其境的過往曾經，她大口喘著氣、蜷縮起身體，才得以用臂膀好好地擁抱自己。小彤的母親當年不顧年僅10歲的她聲嘶力竭地哀求，仍自顧自地從8樓直線墜落，就在距離她數步之遙的人行道上，輕生原因是為了報復在外偷吃的父親。結果事後僅過一年，父親就重組家庭，對母親的事閉口不談，也看似沒有一絲懷念，母親強烈的恨意與輕生最終只成了小彤夜夜揮之不去的夢魘……

在無數個夜晚裡，她總是反覆想著當年若不是父親在背後用力攔住，她應該會為了想要接住下墜的母親而拚死向前，那麼究竟會成為母親的墊背，還是隨著母親而去？母親驟逝的畫面極其血腥烙印成深不可測的陰影與恐懼，艷麗的鮮紅色也自此成了她極度害怕的顏色，每每連結當時噴濺在她身上的母親的血。當年她整整失語了3個月，直到外婆驅車北上，把她帶離了那夜夜都能聽見且看見母親流淚哀痛的家園。

小彤回想母親每晚在夢裡跟她道歉，說她不該意氣用事、造成無法挽回的局面，但母親不知道的是，這件事延續影響了她往後的數十年，長期尋求不同方式進行自我療癒。她參與了數個據說能讓身心平和的宗教，經過洗禮、點化及清口、護持，宗教的力量至少讓她不再心生恐懼，讓她能夠坦然面對母親的選擇、淡看母親的死亡；她報名了眾多身心靈課程，從中學會原諒、理解與和解，甚至近幾年在課堂上分享時，她能坦然地跟學生們訴說自己的過往，但唯有她知道親身經歷的傷害仍在，在每個侵蝕她心靈的夜晚，成了睡眠的阻礙。

在一場談及童年陰影及傷害的會談裡，小彤攔下了課後原本要離席的我，待寒暄幾句後，不自覺與我分享她10歲時經歷的悲傷，她顫抖著說感謝我能聽她訴說那段揮之不去的過往。我很感恩也謝謝她願意相信素未謀面的我，在課堂角落裡我輕輕地把她擁在懷中，我流著淚告訴她：「辛苦了！別怕！一切都過去了！」好心疼當年的那個孩子，

年僅10歲的年紀，本該無憂無慮的啊！

● 窩藏停滯在各器官的過往情緒

重大的情緒波動通常會在身體留下深深的烙痕，透過醫學相關檢測，小彤的身體狀態並沒有她自認的輕盈坦然，多年胃痛伴隨潰瘍、呼吸短淺外加肩骨上提、肩部斜方肌僵硬外帶上交叉症候群，而且她已經多年夜不能寐，她未曾尋求身心科協助，也未服用安眠藥劑，但偶而會服用褪黑激素，效果對她來說還算不錯！

第三次見面，我跟她約在我的工作室，當我的雙掌透過深層滑撫，重複交替鬆動她僵硬無彈性的頸肩時，她的身體瞬間輕柔顫動。她問道：「老師，我可以哭嗎？」我一說：「允許自己好好地釋放吧！」當下她的哭聲伴隨著空間輕柔的音響此起彼落，原本緊繃的肩頸也因為釋放了交織停滯許久的心緒而逐漸鬆軟。爾後，我讓她翻過身、喝了些水後正躺，開始著手處理她的胃腸，發現她的腹部非常鼓脹，有別於一般腹腔該有的柔軟。身體腹部的區塊在印度Ayuveda文化信仰裡被認為是信念核心與情感所在，我們花了些時間引導身體進行較為標準的腹式呼吸，再開始與各器官進行交流接觸，發掘在內臟器官裡有不少情緒堆疊，每每觸及，我讓她正視自己、去感受並說出深藏於內心的恐懼。人體的體腔臟腑好似容器，端看你餵養給予它什麼。療程後，她欣喜感受到從未有的身心輕盈感，我告訴她：「讓過往隨風」祝願她從今以後將溫暖、喜樂貫注於心，讓身體好好感受生存在這世

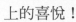

上的喜悅！

　　假期過後的週一早晨，她來訊分享這兩日居家休息的欣喜，她執行了我幫她設計的「身心平衡日程表（請參Chapter2）」。她於週六早上8點醒來，梳洗後喝些水，隨後跟著大自然音樂做些肢體伸展，8點半著手準備營養早餐。早餐後到花市採購當季香草，帶回客廳放置在窗台，她說房子終於有了「家」的人煙氣息。中午在家簡單用餐後，便開始整理已經想了數年卻一直沒有動手整理的櫥櫃，她把許久都用不到的東西清出來，收起衣櫃裡的暗色衣物，打算明日外出採購幾套亮色系的衣服換換心情。

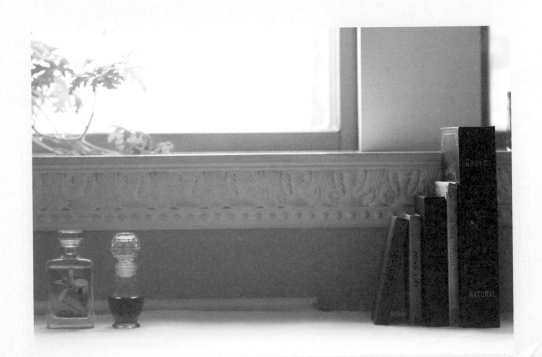

🌢 開始善待自己，釋放過往傷痛後的改變！

在整理家中東西時，她翻到了一盒屬於母親的回憶和寶藏，是來自兒時的自己在每個節日親手繪圖給媽媽的祝福。就算圖畫扭曲、字體歪斜，但她仍記得媽媽收到卡片紙張時的歡心笑顏。自從媽媽離世，這盒專屬於母親的寶盒就伴隨著她輾轉經過幾個城市，每到新家就會把它放進櫥櫃角落，多年來也沒有勇氣打開它，沒想到如今的她能輕鬆地再次開啟，當下不免感受到時光流逝、媽媽就像從未遠去，她記起我教她的話語：「媽媽，感謝您是我的媽媽，我尊重妳的選擇，願祝您一切安好，從今以後我會好好照顧自己，走好我該走的路！」

小彤說完的當下，胸膛瞬間鬆開，甚至翻看兒時寫給母親的文字，還不禁笑著沉浸在童言童語的回憶，這個午後不只做了一番家中掃除，也正式跟媽媽以及過去的人生好好道謝及道別。晚上約了許久未見的朋友吃晚餐，朋友還驚喜調侃她首次主動邀約，和好友共渡美好的晚餐時光。

當晚，小彤睡前沒有做任何好眠儀式，只有在淋浴後塗抹了我給予的療程配方，將香氣塗抹於掌心覆蓋在口鼻吸嗅數次後，自然地緩緩睡去。隔日一早，居然不需鬧鐘催促，7點半便舒爽地清醒，當晚睡好的飽足感讓她體悟與過往睡眠的差異性。下午，她約了設計師修剪了清爽的新造型，之後在鄰近公園小坐、體驗微陽暖度與花草枝葉四溢的自然香氣。返家前買了些晚餐主食，到家後給自己燙了盤綜合青

菜,吃著吃著還感慨著,為自己簡單準備更勝過餐廳大廚的高檔美味呢!餐後,小彤沏了杯洋甘菊花茶,邊喝邊審視著週一會議的企劃,9點半後將室內光源減半,播放喜歡的爵士音樂,搭配使用療程配方塗抹滋潤並按摩揉捏全身,她說:「幫自己按摩是會上癮的!」因為能感覺到身體傳來的呼應,感受到雙手的溫柔,也同步傳遞著被自己呵護的幸福感受!

週一上午她依舊自動早起,簡單梳洗後穿上亮色系的新衣,她說儘管到公司的路程不變,但不知為何像有了全然改變,感覺道路變寬了、路邊的花卉植物多了,對於車程人流的擁擠也好像不再心生討厭,連辦公室同事們的笑容也好像都多了那麼一點點,她第一次體驗到大家說的「今天真是美好的一天」。

撫觸按摩、寵愛自己的舒眠香氣!

精油配方:柑橘4滴+東印度檀香1滴+橙花1滴

延伸應用:按摩油、乳液、浸泡沐浴

如果你因為焦慮症難以入眠

焦慮是現代人常見的情緒困擾，擔心、憂慮、緊張或恐懼會帶來各種情緒問題，然而當症狀展現已經超出一般的正常焦慮程度，意謂著人體已不堪負荷，如果明顯影響日常的心緒與生活，就該正視並尋求專業醫師協助。焦慮症會以廣泛的形式展現於身心，有時煩躁易怒、有時憂鬱感傷，在臨床上需要經過檢視，區分其症狀及階段，才能適時提供協助。

俊杰罹患焦慮症已近 1 年，起源於去年初在上班途中發生的一場車禍，因對向摩托車在變燈之際快速左轉，與他的摩托車相撞，所幸俊杰僅是手腳破皮擦傷，但闖紅燈的車主卻因兩車相撞遭到拋飛、腿部明顯開放性骨折，因上班路段交通繁忙，這突發的車禍讓十字路口頓時癱瘓，還好路人仗義相助，警車及救護車也很快到場協助，但這場車禍卻整整花了數個月進行民事協調。車主的父母控告，認為是俊杰搶快與他們的兒子相撞，雖然現場監視器及刑警偵測下皆證實車禍應由對方負全責，但車主家人卻多次打電話或直接到俊杰上班的公司抗議，因為他們認為傷勢較重的人才是苦主，因此要求俊杰負擔醫療支出及誤工損失。

其實警方判斷俊杰並沒有過失，但他卻頻頻遭受車主人家的惡意圍堵及騷擾，公司老闆、同事也受到不少影響，明示暗示俊杰可能要妥

善處理。在第一次的民事開庭，對方的親友齊聚批評辱罵，俊杰一下子不知如何捍衛自己的立場，所幸陪他前去的老闆頭腦清晰、說話極有魄力，直接提出警方的結案報告，並拉著俊杰往門外走，對方父母才轉而哭訴著日子過不下去，說受傷的兒子是一家生活的支柱，醫囑讓他停工半年在家調養，雖然刑事上是他兒子闖紅燈的過失，但希望俊杰可憐他們一家四口並提出醫療費需求。儘管俊杰的老闆立刻回覆沒必要支付，但對方父母持續捶胸痛哭說家裡真要斷炊了，俊杰心生憐憫、主動開口詢問對方需要的金額，對方母親一開口就說要80萬，看到俊杰臉色驟變後，馬上改口說不然60萬也行，後來經過幾次會面調解，俊杰提供25萬作為這場車禍劃下問心無愧的句點。

創傷壓力症候群帶來的長期整夜未眠

　　這件事落幕後，老闆找他談談、想關心他的日常生活的狀況。一開始俊杰不太懂老闆的用意，老闆直言：「公司同事都發現你最近怪怪的，話變少了、食量也變小，同事邀約聚餐你也婉拒，常常坐在位子上好幾小時也沒起來倒水或上廁所，大家都很擔心你喔」。老闆希望他說說心裡話，俊杰這才覺得自己真有些怪，他說不知近期怎麼了，不想說話、不想吃也不想睡，好像這些日常作息都脫離了他的所需。老闆當下建議他去看醫生，但俊杰認為應該不至於如此、想觀察看看。就這樣，俊杰一天天變瘦，臉頰凹陷、出現黑眼圈，在公司同事大哥的力勸之下，陪他趕緊就醫諮詢。醫生看到俊杰的消瘦與狀態有些驚訝，經診斷後發現他罹患了中度焦慮合併厭食症，詢問得知他常

常整夜未眠，夜夜坐著等待天明，醫生說：「俊杰的狀況類似創傷壓力症候群（PTSD），一般是經歷車禍、災難或重大事件後，人體身心超出負載所呈現出的精神反應」。雖然車禍對俊杰的傷害不大，但事後的賠償金額及內心恐懼擔憂導致他內心出現毀滅性的傷害，這樣的狀況讓待他親如兄弟的老闆十分擔心，因此讓俊杰短暫搬遷同住，在醫療協助及公司同仁們溫暖的陪伴下，他的體重及精神狀況終於在數個月後有所好轉。

然而，持續的睡眠障礙仍讓俊杰深覺困擾，前來尋求芳療協助。透過芳療諮詢發現他內心深藏著恐懼，我進一步問他：「俊杰，你在怕什麼？」他說：「現在不怕，但回想車禍當下真的很怕，看對方腿骨叉出，又頭破血流，當下覺得很驚恐」。之後聽到對方父母不斷叨唸家計斷炊，讓他莫名感到抱歉，就算明知道自己沒有刑事責任，但夜深人靜時總不自覺想到因為自己讓別人受傷，心裡就感覺好怕！好怕！為此，我挑出幾款緩解身心、消除恐懼的精油讓俊杰嗅聞，引導他允許香氣探尋身體且感受生理所接收的能量，結果他選擇了甜橙及安息香，他覺得這兩種香氣進到鼻腔後，能讓他迅速感受到頭腦及心裡放鬆。在香氣調製上，我以甜橙及安息香為主調，再添加極少量的肖楠氣味，這配方調和後的氣味極為沉穩平靜，使用吸嗅棒嗅聞吸收，能協助進行呼吸調節，俊杰十分喜歡，也相信他為自己選擇的沉靜香氣，可以讓自己心安，今夜一定好眠。

排除恐懼的舒眠香氣！

精油配方：甜橙3滴＋安息香2滴＋肖楠1滴

延伸應用：吸嗅棒、按摩油、油膏

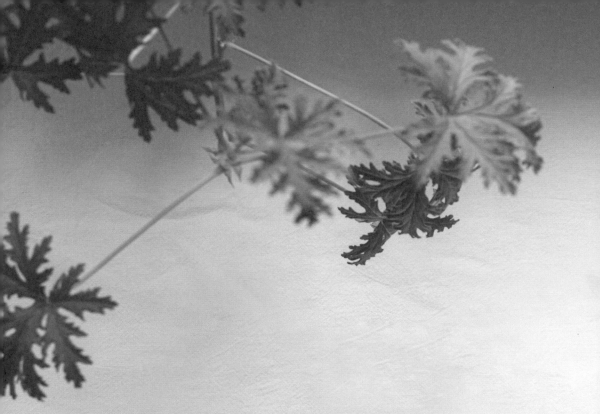

芳療師的睡前冥想小語

不要擔憂黑夜，
我必定自帶靈性光明、無有恐懼，
放心，今晚好好睡，
這是我給自己的承諾⋯

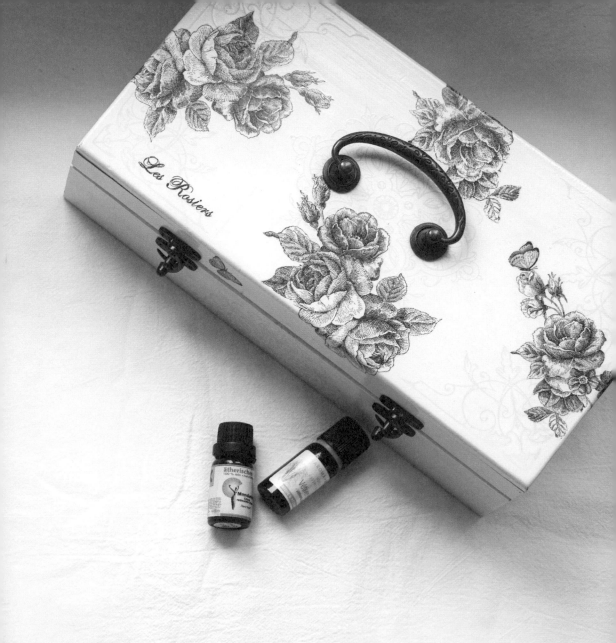

Appendix 1

精油使用說明
及延伸手作

Aromatherapy for sleep

淺談精油及日常使用方式

大自然的香氣各有其結構及氣味成效,透過不同萃取方式將植物馨香擷取成精油後的成品通常極其精華濃縮。以玫瑰為例,約莫360朵新鮮玫瑰才得以收穫1滴玫瑰精油,這1滴玫瑰精油中蘊藏許多芳香分子,依其比例及大小輕重,讓我們在嗅聞玫瑰香氣時能感受到不同的氣味層次,這是合成香氣所無法比擬的,人工合成香氣的氣味通常平坦且歷久不變,很難有天然植物氣息所帶來的變化和驚艷。

天然香氣會隨著空間、時間、溫度或調製介質的不同而轉變,甚至伴隨不同情緒所塗抹嗅聞到的香氣也會隨之改變;精油擴香十分受到現代人喜愛,因為香氣可以透過呼吸輕易進入人體邊緣系統,影響杏仁核及海馬迴的辨識與判斷,因此市售擴香機型眾多,不少人提問:「哪一種擴香才是最好的?」其實精油具有高度擴散特質,只要瓶蓋沒旋緊,

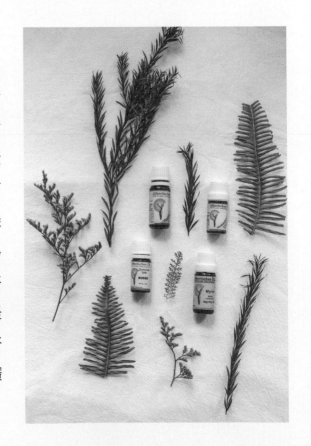

瓶中的氣味分子就會大肆竄逃、散佈在空間裡，而擴香儀採用的震盪、升溫、水蒸…等是為了加速精油分子揮發，但其實精油很怕熱，經由震盪或合適溫度的水蒸皆易加速精油輕薄分子揮散，反倒讓香味無法穩定持久！

　　既然香氣來自於大自然，何不善用其自然特性，簡易將其滴在各式得以吸附精油的載體上，可以是特地採買的擴香石或手作的石膏香磚，也能是漫步在林間隨手撿拾的木段、果實或是各式乾燥葉片。在這炙熱的季節裡，我尤其喜歡預先調製能驅除盛夏暑熱的香氣，滴在我所蒐集的各種永生花葉上，再任意吊掛或擺放在桌上、床邊，甚至作為書籤，讓自己喜愛的氣味時刻伴隨，讓香氣為伴、日日自然美好！

● 使用精油擴香時的注意事項

　　純精油除了擁有高度揮發的特質，更有不溶於水的特性！因此商業行銷教育直接將精油滴在水中，是錯誤且危險的行為！芳療使用方式多變，搭配水性介質可以用作擴香、噴霧、敷包、熱蒸嗅吸或浸泡；用作擴香噴灑或敷體療護時，則可活用精油容易溶解於高濃度酒精的特色，使用無色無特殊氣味的伏特加或是琴酒皆可，而植物酒精的多寡得依成品總量或精油滴數衡量，不需過於精準，只需概略評估。例如，預計添加入水中的精油若偏向輕盈的前中調性，則使用10滴精油＋2～3ml植物酒精稀釋，若是30ml精油則以6～8ml植物酒精調和，再與水混合，此時酒精將成為乳化介質，協助精油與液體融合成乳白色樣貌。

　　但需留意，如欲調製成與皮膚黏膜貼合的肌膚噴霧或當成敷體浸泡，就必須考慮肌膚黏膜對於酒精的耐受性，倘若容易過敏，就不建議添加！猶如炎炎夏日裡，大多數人滯留於冷氣房中，易導致人體循環不良或膚況不佳，回家後可進行泡浴活化末梢，是循環養護極為簡便有效的方式，水溫40℃即可，不需過高（高溫會讓肌膚更顯乾燥），暖度的帶動將有助人體機能活絡，浸泡手部及腳部時不妨添加2～3滴調和精油，成效將更加顯著。建議將調和精油滴入全脂鮮奶或少量沐浴乳中，預先攪拌後再倒入浴盆中，即可透過手浴、足浴享受一場溫暖又滿室馨香的療癒時光！

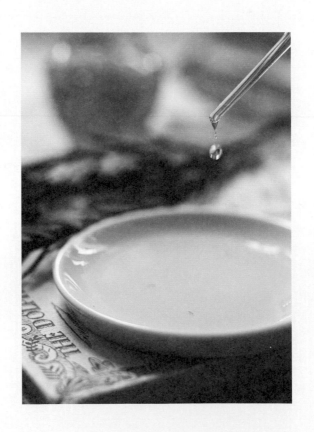

除了精油，也能用乾燥花草果進行芳療

　　想實踐香氛生活，除了使用精油外，新鮮的花草果也是很理想的芳療素材，而且在家就可簡易製作！目前市售多種機型的果乾機，是近年風行的寵兒，為迎合大眾們追求自然、養生、健康、成分看得見⋯等各樣需求。果乾機可低溫排風、烘烤蔬菜水果、肉類、堅果香料、植物花材⋯等，達到乾燥保存的效果，也因為低溫脫水，植物中的天然甜分及香氣得以鎖住存放！

　　若你不想額外採買果乾機，也可用微波爐幫助花草葉脈迅速烘乾。用微波爐脫水有兩種方式：

簡易微波法

1.取兩張廚房紙巾，稍微噴濕，將乾燥植栽平鋪擺放在其中一張紙巾上，再蓋上另一張紙巾。

2.以中火微波10～30秒後查看乾燥狀況，實際上依據花葉水分，可重複多次烘乾直至乾燥，置於室溫下退熱，確認完全乾燥後即可裝瓶儲存備用。

覆鹽微波法

1.取一個深碗，在底部先鋪一層鹽，將花朵倒放在鹽上，輕輕地撒鹽覆蓋。

2.放入微波爐,以中火數次微波15～30秒,直至鹽巴表面乾燥變硬,
即可輕敲取出花朵。

3.用吹塵球吹除花朵上沾附的鹽,同樣置於室溫通風處,待完全乾燥
後再使用。這樣做出來的乾燥花能維持顏色,而且花瓣形狀可於鋪
鹽時順帶調整角度,成品很是完美!

當然也可採用最簡單的吊掛乾燥法,將花草綑綁成束,倒掛在通風
的窗沿處,在大暑的時節、看著窗旁一束束的植栽,總能讓人感覺到
一絲清涼暢快!但不建議用日曬法乾燥花朵和葉脈,此舉容易使花或
葉變黑,若陽光炙熱的話,香氣也難以保留住。

乾燥後的花草便於保存攜帶,若搭配紅茶茶包或單獨沖泡,其氣味
與新鮮植栽相比將更加濃郁,因為在合宜的烘乾脫水過程中,其包裹
香氣的囊胞會內藏而讓香氣更顯濃郁。在盛夏時節,可摘採或購買各
式花草植栽,並選擇你方便執行的乾燥方式,於日常生活中使用。

🌢 乾燥花草的芳療使用法

無農藥可食用的花花草草可放入不同罐子儲存,置於常溫且乾燥的
環境下,在疲憊或需要能量的時候,以溫熱水沖泡花草,燜泡5分鐘
後用雙手掌心覆蓋住杯口,以口鼻湊近去吸嗅芬芳,專注於呼吸的霎
那即可放鬆腦中紛亂的思緒,同時濕潤口鼻黏膜並調整呼吸。待茶水
漸涼,慢慢飲用,感受植物花草馨香流經口腔、氣味充斥鼻腔所吸收

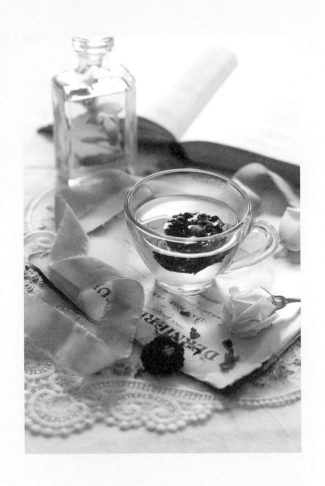

到的芬芳。天然的花草茶飲沒有咖啡因，極適合日常身心緊繃焦躁的人們時常品飲，可用單一植栽或複合式花草調配，為自己忙碌的生活添加大自然元素，放鬆身心再出發。

　　乾燥花草多有妙用，平時可用紗袋或布袋裝成香包，隨身佩帶或吊掛在家中角落。我個人喜歡薄荷葉的清涼、玫瑰花朵的柔和幸福、黑胡椒的炙熱溫暖、月桂葉的自在清心、迷迭香的提振醒腦、柑橘皮

的甜蜜愉悅、白玉蘭的野艷撫媚，可採用浸泡方式將香氣釋放於酒品中，例如浸泡於75%酒精中1週後，殺菌酒精就自帶馨香，讓使用的情境更添大自然芬芳。如果浸泡於高濃度的伏特加或琴酒中，1個月後酒品的酒精氣味會變得較為柔和，且增添浸泡植裁的香氣，可同時作為香水調製或使用精油浸泡沐浴的介質基底，讓日常食衣住行都有馥郁馨香伴隨。

　　接下來介紹6個簡易手作，讀者們可從書中選用自己喜愛的精油配方，依循手作步驟，讓植物能量為你營造夜夜好眠。

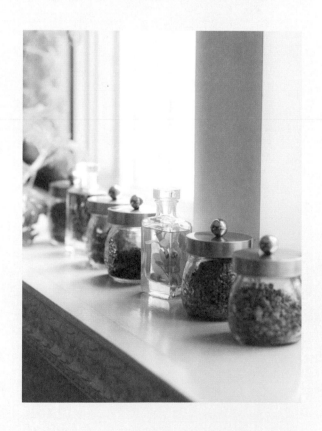

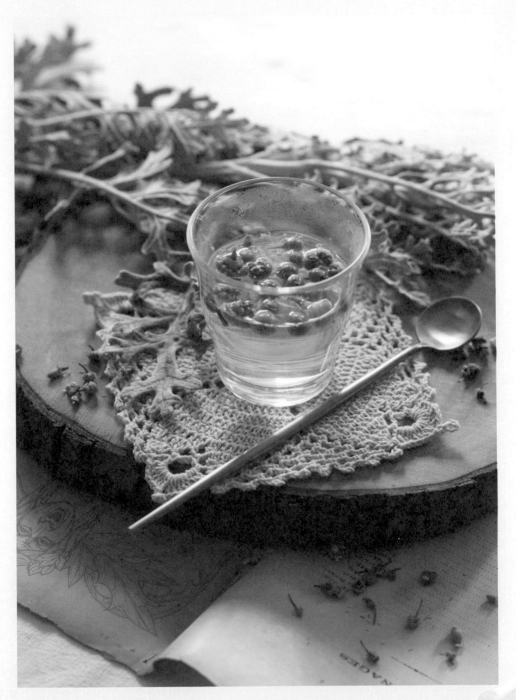

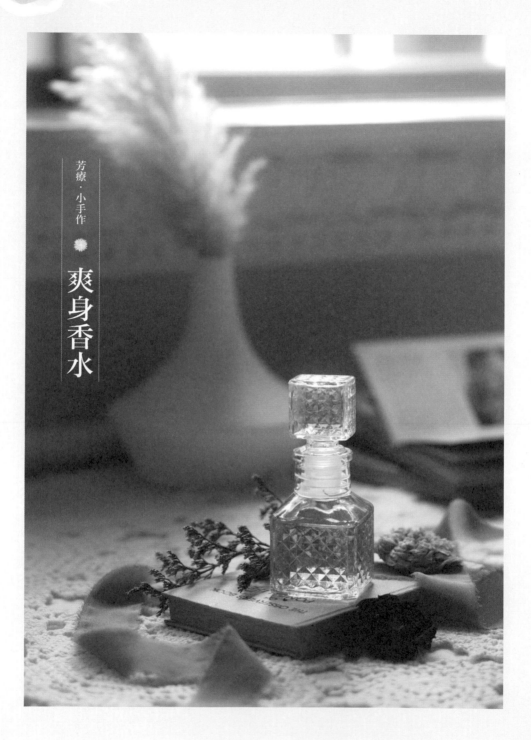

芳療・小手作 ❋ 爽身香水

〔素材〕

新鮮或乾燥的香草植栽　　　　　　過濾網袋

足夠覆蓋植物的伏特加或琴酒　　　蒸餾純水（和酊劑等量）

可完全密封的玻璃容器　　　　　　香水噴瓶

〔做法〕

1 將香草植栽洗淨後擦乾，放入消毒
　過的玻璃瓶中，倒入能覆蓋植物的
　酒精量後密封。

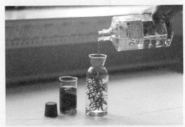

2 於陰涼處放置 1 個月後開封，以過
　濾網袋濾出含有植物精華的酊劑。

3 取消毒過的香水噴瓶，倒入 50% 酊
　劑混和 50% 蒸餾純水，即可作為爽
　身香水，於沐浴後使用。

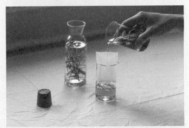

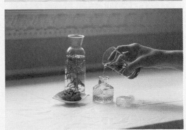

此爽身香水基底為植物酒精酊劑，故
請依據個人膚況稀釋過再用。過濾完
成的酊劑保存期限可達1～2年，一旦
混合純水後的保存期限則為4個月，建
議少量調製，盡速使用完畢。

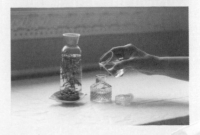

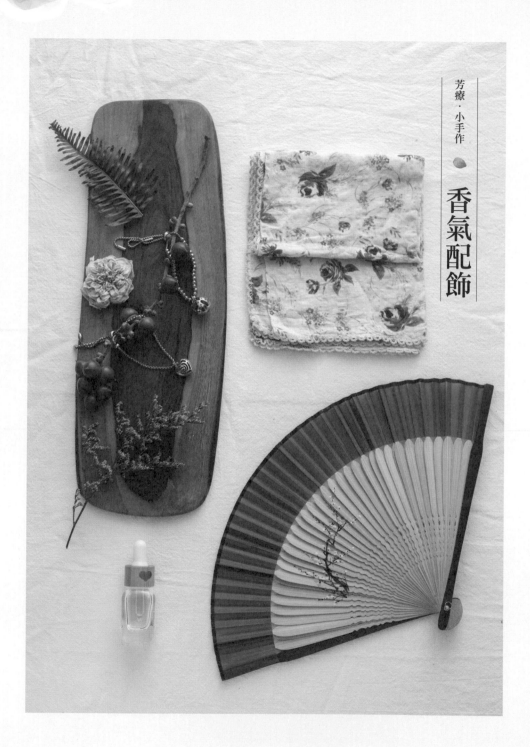

芳療・小手作

香氣配飾

〔素材〕

可儲存純精油的空瓶　　　　　玻璃攪拌棒

配方精油　　　　　　　　　　吸嗅棒

試香紙　　　　　　　　　　　可吸收精油的扇子或首飾

〔做法〕

1 先以試香紙確認想要的香氣，取一個
　消毒過的玻璃空瓶，依個人喜好需求
　滴入配方精油（請參書中配方）。

2 調製過程應多次嗅聞，以確認香氣
　變化，並且攪拌均勻。

3 稍待片刻讓精油分子融合，即可將
　8滴配方精油滴在吸嗅棒的棉芯上，
　或滴 2 滴於扇面、可吸收精油的隨
　身首飾…等，讓香氣伴隨度過美好
　的一天。

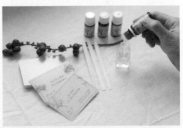

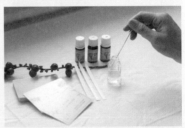

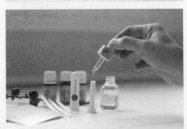

 Tip

讓喜愛的精油隨身陪伴是幸福且喜悅
的日常小確幸，除了夏季使用的扇
子，也可直接滴在絲巾末梢再佩戴。
請留意純精油不能直接接觸肌膚，以
免引發肌膚刺激及傷害，也不可滴在
白色的衣物織品上，避免衣服被染色
而留下汙漬。

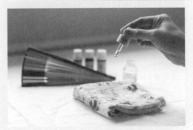

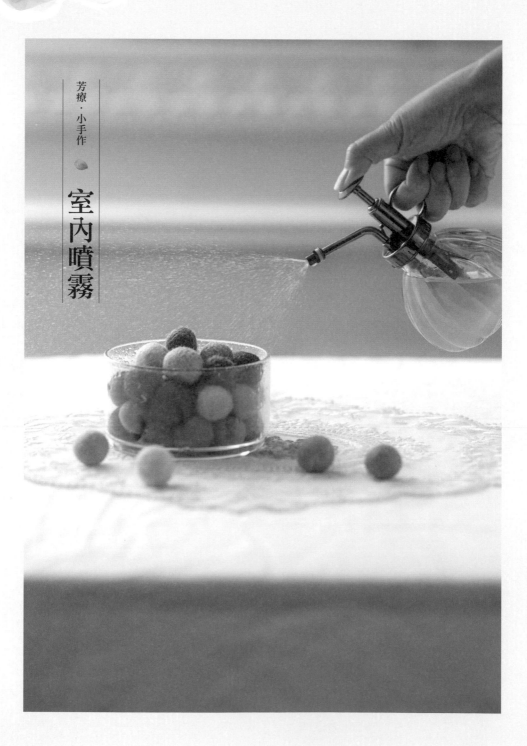

芳療・小手作

室內噴霧

〔素材〕　　　　　　　　　　玻璃攪拌棒

配方精油　　　24滴　　　　玻璃噴瓶

酊劑　　　　　15ml　　　　量杯

蒸餾純水　　　15ml　　　　各式擴香載體

〔做法〕

1 取一個消毒過的量杯，倒入 15ml 酊劑，滴入 24 滴配方精油（請參書中配方）。

2 攪拌後再添加 15ml 蒸餾純水，再次攪拌至均勻混合。

3 倒入已消毒的玻璃噴瓶中，每次使用前請再次搖勻。

4 可隨興噴灑於空間或織品小物表面；亦可於睡前噴灑於枕頭邊或被褥上，作為舒眠香氣。

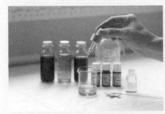
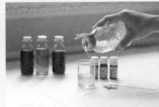
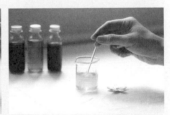
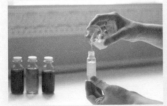
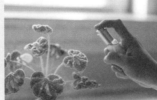
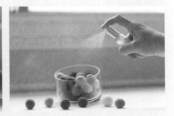

噴灑室內噴霧時，需慎防碰觸到眼睛及黏膜。此噴霧配方為4%劑量，可依據需求及香氣厚薄加減調整精油滴數！

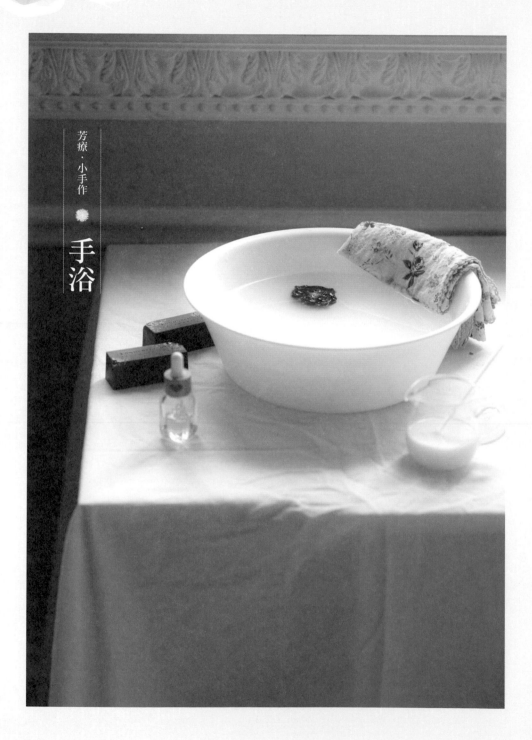

芳療・小手作 ● 手浴

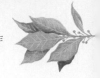

〔素材〕

配方精油　　　　　　　2～3滴　　　攪拌棒或匙

全脂鮮奶（或沐浴乳）適量　　　　　毛巾

大水盆

〔做法〕

1 在全脂鮮奶或沐浴乳中滴入配方精
　油2～3滴（請參書中配方），以
　攪拌棒或匙攪拌均勻。

2 在大水盆中倒入約40℃的溫水和做
　法1，用手輕柔拌勻。

3 選擇舒適的坐姿，將雙手放入盆中
　浸泡約10～15分鐘。

4 浸泡後以毛巾擦乾雙手，另可視個
　人喜好塗抹護手霜體滋潤手部皮膚。

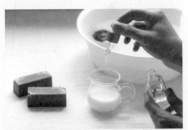

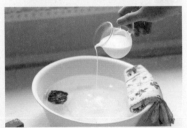

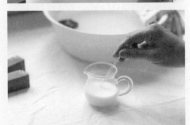

浸泡介質可選擇全脂鮮奶或少量沐浴
乳。此法同樣可當成局部熱敷的基
底，以毛巾沾附，擰至六分乾，即可
貼覆在需要的部位，例如緊繃的肌肉
及循環差的肢體末梢處。

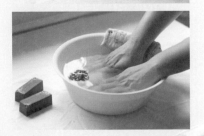

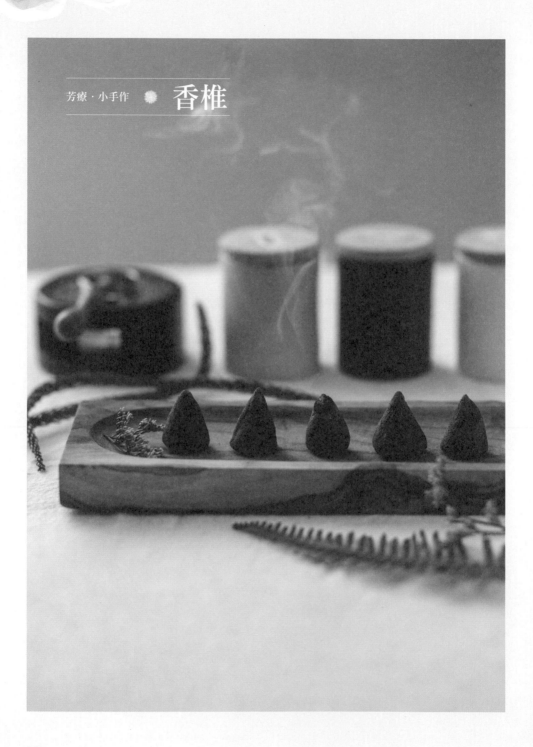

芳療・小手作　香椎

〔素材〕

木質調性的粉末（沉香、肖楠、檀香…等）　2平匙

植物樹脂粉末（艾草、肉桂、乳香…等）　1/2平匙

楠木黏粉　　　　　　　　　　　　　　上述粉末總重的22%

蒸餾純水（或純露）　　　　　　　　　和粉末等量克數

攪拌盒或袋、攪拌棒、電子秤、廚房紙巾、保鮮膜

〔做法〕

1 取木質調性的粉末兩份（以 2 平匙
為計量單位）、植物樹脂粉末 1/2 份
（1/2 平匙），倒入有深度的容器中。

2 加入協助黏著的楠木黏粉，黏粉的
量為上述粉末總重的 22%。

3 將做法 1 和 2 完全攪拌均勻。

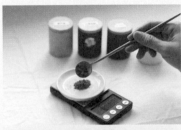

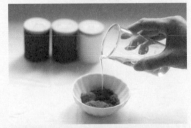

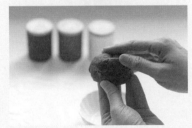

4 添加與粉末等量克數的純水或純露，與做法 3 混合攪拌至可塑形的軟硬度。

5 用保鮮膜覆蓋粉團，靜置 15 分鐘，等待「醒香」。

6 粉團醒香後，取適量手捏塑型，可捏揉成香椎、線香、香牌、倒流香…等，置於室內通風處，兩週後即可點燃擴香使用。

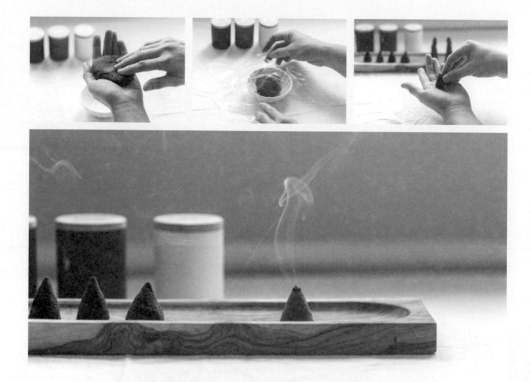

市售不良香品為壓縮成本，有時會用有害成分的黏著劑替代楠木黏粉，點燃時就容易造成呼吸危害，因此建議喜愛香品的人自行調製手作，不僅能掌控成分以確保健康，更可呼應需求調製喜愛的有效馨香。

芳療・小手作

按摩乳液

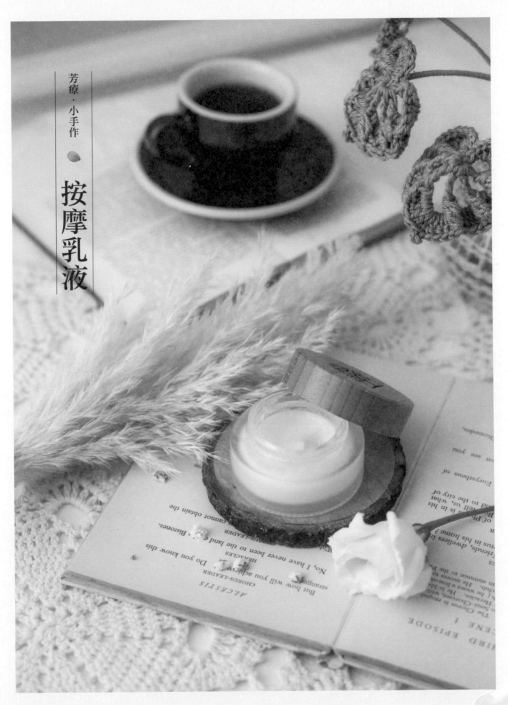

〔素材〕

配方精油

植物油　　　　　3～5ml

卵磷脂乳化粉　　0.5g

蒸餾純水　　　　26ml（或15ml純水＋15ml植物純露）

攪拌棒或匙

乳液瓶罐

〔做法〕

1 將3～5ml植物油倒進容器中，滴入配方精油（請參書中配方），攪拌均勻。

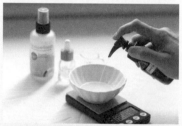

2 添加0.5g卵磷脂乳化粉，接著攪拌約2分鐘。

3 分幾次添加26ml蒸餾純水（或15ml純水＋15ml植物純露），接著攪拌至融合乳化為止。

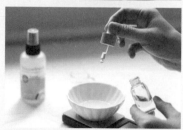

4 呈乳霜狀後，即可裝入已經消毒的瓶罐，滋潤肌膚使用。

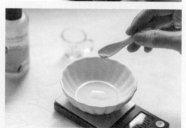

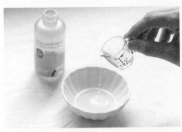

 Tip

此乳液配方（約30g）可使用於臉部或身體，但精油的選擇及滴數計量仍有不同。臉部用的配方精油3～6滴（0.5～1%），身體用的配方精油18～24滴（3～4%），攪拌完成即可立即使用。自製乳液未添加防腐劑，建議3個月內使用完畢。

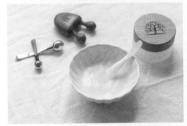

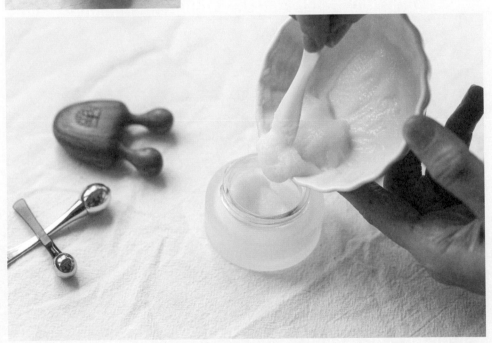

Appendix 2

適用於好眠芳療
之植物介紹

Aromatherapy for sleep

隨著時代的生活香氣應用演變

◍ 西方的生活香氣與文化

　　香味總在各個時代為彩繪生命而存在，古代的人們喜愛擁香為伴，透過香氣妝點鋪陳不同的情境氛圍，隨著時代輪轉，香氣無所不在，每個時空都有其代表性的香味。在遠古的埃及有個傳說，據說埃及豔后專屬的費洛蒙氣息，是由童男童女每日清晨摘採玫瑰、茉莉，加上大祭司在祭壇上祈福祝禱研磨的香根草，用酒精浸泡再蒸餾而成，這香氣魅惑動人，傳遞的不僅是情慾的張力，更充斥著愛意的宣洩鼓舞！而被愛琴海包圍的浪漫國度希臘，是最早懂得享受葡萄酒的國家，在希臘神話中不少歌功頌揚稱頌著酒神戴奧尼索斯（Dionysus）

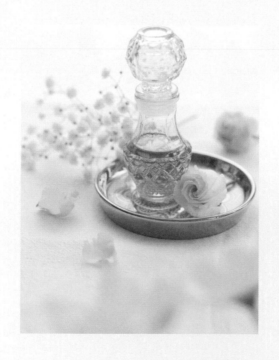

的布施與慈愛，葡萄酒香總沿著他的路徑散播，帶給人們飄然狂喜，松香酒（Retsina）是希臘流傳3000年至今的傳統酒品，古人採摘葡萄後放入山羊袋中儲存再以樹脂覆住封存袋口，混釀後的香氣帶著濃郁厚重的松香樹脂氣息，是當地家家戶戶都極為喜愛的隨餐酒飲。

　　直至古羅馬、不少攸關香氣療癒的事蹟一一被記載流傳，羅馬人不只驍勇善戰，更注重身體的沐浴浸泡，當時浴場（洗浴）文化盛行，從第一座位於龐貝佔地15公頃的斯塔碧兒（Stabiae）浴場落成，達官貴人們總把浴場當作進行經濟推動交流的場所，浴場內極盡風華、代表大時代富饒的馨香，各式香油、油膏隨著浴場文化遍佈，香氣種類及用途也更加繁複奪目。當時盛裝香油的油罐現在已是各地博物館藏，每每看到那些油罐，總不免引人遐想和猜測瓶裝物的所屬氣息！

▲ 東方的生活香氣與文化

　　而我們所身處的東方文化，自古就有品茗焚香的高雅聚會，文人雅士與摯友相聚時，會焚燒檀香、麝香、蘇合香、沉水香細末，經嗅聞品香再藉詩詞音律傳遞風雅情懷。其中唐朝是中國最為強盛的時代之一，茶飲風氣是以丁香、八角、花椒、橘皮、桂皮、薄荷、蔥薑…等研磨沖洳，茶湯色深濃郁且香氣逼人；提到唐代的盛行香氣，不單是品香、更形成了全面的禮儀風氣。

　　在唐代眾醫學著作中，「千金翼方」裡收錄了薰衣煉蜜香方：薰陸

香八兩、藿香三兩、覽探三兩、甲香二兩、詹糖香五兩、青桂皮五兩，衣衫配香已成了居民們出遠門、婚嫁、祭祀祭祖、應考前的必要祝福，是滿朝文武登朝前、歷代皇帝求神祈雨前的必經儀

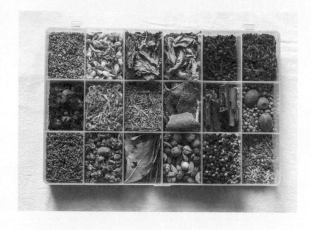

式，需浸泡香湯且衣物經過節氣香品薰香，著衣整裝後，皇家及眾官員們配戴代表身分的繡圖香囊出席，以突顯身分象徵。據傳，唐玄宗時代的讓皇帝——寧王，為人極其嬌貴奢侈，每每與人談話需口含沉香或麝香，否則不願意開口說話，故古人云：「啟口發談，香氣噴於席上」；另在當時每逢蠟日，君王會賞賜臣下各種香藥或香脂，以示恩寵，可見香氣在唐代已屬全民沸騰的高雅行徑。直到宋朝，香道盛行，香氣元素依據中醫分為四氣五味，宋朝幾位皇帝都對香料有濃厚興致，當時宋光宗就曾拋下日理萬機的奏章，去看貴妃偶然得到的香料，甚至親自調製「東閣雲頭香」，宋人好音律舞蹈，常在歌舞演練時焚香進行，也造就宋代舞蹈的獨特韻味。

　　自古以來，人們使用的香氣多變，儘管是同樣的氣味，伴隨時代的歷練與變遷、走過每個風土民情、跨越不同時空背景，都會凝聚出獨特且專屬於每個香味的型態，再深深地鑲嵌在我們的腦海裡。

接下來將介紹植物各部位香氣萃取，以及香氣對於睡眠的影響與關係，如下圖示；關於植物各部位萃取和療癒性質，則請參下頁：

 植物各部位香氣萃取 vs 睡眠的影響與關係

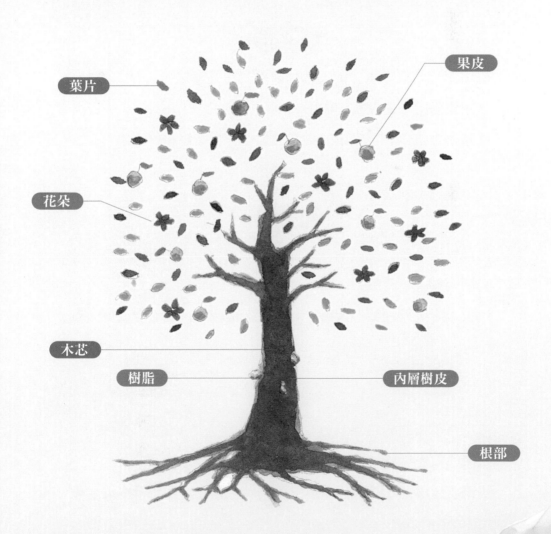

葉片

果皮

花朵

木芯

樹脂

內層樹皮

根部

果皮

果皮的香甜氣息總讓人充滿元氣，有助卸下壓力且讓身心倍感歡愉。

代表：甜橙、柑橘、佛手柑——**情緒愉悅好入眠**

葉片

植物葉片的空靈氣息使人感到清新且思緒清晰，森林芬多精蘊含能讓呼吸深遠遼闊的作用。

代表：黑雲杉、苦橙葉、甜馬鬱蘭——**呼吸舒暢好入眠**

花朵

花朵馨香千姿百媚且氣味嬌豔，蘊含荷爾蒙幸福洋溢，有助於調節緊繃身心與壓力。

代表：羅馬洋甘菊、大馬士革玫瑰、橙花——**身心和諧好入眠**

全株

植物全株萃取的香氣完整收攏了植物的能量與氣息，凝聚包山包海的寬廣療癒。

代表：玫瑰天竺葵、純正薰衣草、永久花——**呼吸舒暢好入眠**

樹 脂

樹脂香氣帶著神聖守護的療癒信息，傳遞著寧靜深遠且具抗菌修護的驅動力。

代表：乳香、安息香、岩玫瑰——**緩心守護好入眠**

木 芯

木芯沉穩悠揚的氣味穿梭在不同年代的時空，包覆紓壓解憂煩的全面性守候。

代表：東印度檀香、肖楠、維吉尼亞雪松——**穩定心神好入眠**

根 部

植物根部的力量深深連結著滋養天地萬物的大地，帶來穩健且無畏前行的勇氣。

代表：岩蘭草、纈草、歐白芷——**信念扎根好入眠**

種 子

種子蘊含觸動消化暖性迷人的香料氣息，推動人事物互動交流的核心動力。

代表：粉紅胡椒、山雞椒、零陵香豆——**溫暖滋補好入眠**

甜橙 *Orange, sweet*

🫘 拉丁學名：*Citrus sinensis*

　　甜橙有著清新明亮的甜美氣味，極具陽光溫潤特質，肉質細膩且甜度高且富含膳食纖維及維生素A、B、C，是廣受人們喜愛的水果之一。據傳，甜橙是葡萄牙人於1520年引入歐洲，而後轉引至美洲、北非及澳大利亞至全球，除了果肉可食，其汁液及果皮亦可作為居家保健良方，幫助促進消化吸收或可增進食慾；橙皮曬乾後能長期儲存，當成止咳化痰的藥劑。

　　在各國臨床研究顯示，甜橙氣味有助緩解焦慮，以往實踐療護的群體眾多，包含2017年針對學齡期的糖尿病兒童、2020年針對血液透析門診就醫病人、2021年針對牙科就診病患、2021年伊朗對於剖腹產後產婦的焦慮，以及2023年對學生進行考試焦慮的雙盲隨機臨床試驗…等介入，皆展現出甜橙舒緩焦慮之成效。尤以於2021年一項以150名兒童參與的隨機臨床試驗中、針對局部麻醉及兒童看牙恐懼和焦慮中發現，甜橙氣味經過霧化器及吸入擴散吸嗅，對於降低兒童術後的焦慮及止痛皆有顯著性影響。

　　在柑橘類中，甜橙是少數除了傳遞活力愉悅之外，還被證實能有效幫助放鬆緊張情緒和壓力的香氣，在面對情緒性失眠或情緒所造成的生理不適時，還能增進溫暖幸福的勇氣。

植物科別	芸香科
萃取部位	果皮，冷溫壓榨法
香氣特徵	甜美香氣，使人心情愉悅

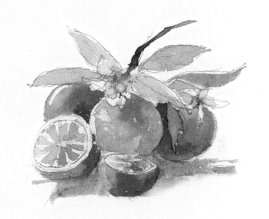

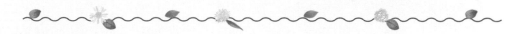

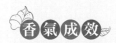 **香氣成效**

1 釋放壓力與緊繃

　　壓力的來源多變，端看你用什麼眼界看待、用什麼方式應對。甜橙能增加人們抗壓時的彈性，在人體承受壓力之際，不致於因為過度驚嚇或驚恐而產生停滯，甜橙的緩心疏通特性可以釋放過度緊繃的身心，並針對外在引起的季節性沮喪及憂鬱，給予絕佳的耐受力。

2 健胃助消化

　　柑橘類的香氣通常對於腸胃有絕佳的輔助性，甜橙溫和釋壓的呵護能健胃助消化、溫和緩解胃腸不適症狀（嬰幼兒均可適宜調配使用），就連暈車、情緒性腹瀉、脹氣、消化不良、食慾欠佳…等都有幫助。

③ 肌肉疼痛緩和保健

人體的肌肉疼痛常會隨著情緒波動，有別於一般止痛用油，甜橙兼具消炎緩和特性，用以放鬆肌肉與神經的緊繃，臨床使用能緩解肌肉痠痛與痙攣、舒緩情緒緊張所產生的頭痛與偏頭痛，針對扭傷拉傷…等一般性運動傷害也有不錯之成效。

④ 提振活力

研究顯示，甜橙針對慢性疲勞症候群有著絕妙的效果，主要是釋放身心緊繃及壓力，達到提振人體機能及免疫，活化身心、讓組織細胞有足夠力量支援夜晚好好入睡。

⑤ 皮膚照護

當人體身心釋壓和緩時，皮表才得以展現良好膚況，甜橙代謝通透的特性可溫和促進排汗、代謝皮脂髒汗（粉刺、痘痘），調理情緒免疫混亂的濕疹、牛皮癬及橘皮組織，連油性頭皮屑也適合使用。

🌿 安全規範

注意其光敏反應，儘管溫和，但過敏性膚質亦可能導致刺激或敏感反應。

🌿 情緒感官

童稚情感，帶著滿滿喜悅與全然的信任。

柑橘 *Mandarin*

🌿 拉丁學名：*Citrus reticulata*

　　柑橘原產於中國的獨特馨香，是柑橘屬植物的核心祖先之一，其果肉清爽酸甜、果皮柔軟且富含豐富的野橘香氣，帶著清新綠意，是近代才發現並推廣至全球的專屬亞洲氣息。1805年，歷史學家亞伯拉罕・修模爵士將柑橘從中國帶到了歐洲，從英國率先引進後迅速遍佈，最後成就了西西里島及義大利的地中海柑橘王國。

　　據中醫記載，柑橘一直是食療藥飲的前驅巧手，整顆都具有養生療護功效，果肉、可益脾潤肺、解酒止渴，將果皮曬乾後再加入中藥泡製，即為「陳皮」，其性味辛、苦、溫，能健脾、祛燥濕化痰，多用以緩解噁心、嘔吐症狀；而2020年發表在《醫學補充療法》（Complementary Therapies in Medicine）的一項研究，護士們為位於明尼蘇達州和威斯康星州西部的10家Allina Health醫院的病患提供柑橘精油治療介入措施，結果顯示對於減緩噁心的成效相當顯著。進一步分析成分後，發現其中萜烯類化合物可協助人們自體製造抵禦疼痛的鎮痛劑，溫和止痛極其見效。無論在東方或西方，柑橘應用的成效皆有其共同性，無論用作藥引、日常食用、果皮曬乾後口含或沖茶飲用，皆是你我從小到大的飲食記憶。幾世紀以來，柑橘一直是人們常用來參與烹飪調製的食材，這個味道伴隨著節日，織譜著闔家團圓的喜樂，也扎實烙印在你我的童年記憶，是種心安守護的香氣。

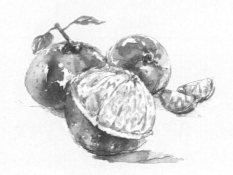

植物科別	芸香科
萃取部位	果皮，冷溫壓榨法
香氣特徵	淡淡橘子馨香、沉靜典雅安適

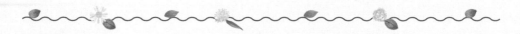

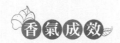 香氣成效

1 痙攣性疼痛

痙攣的所在通常是在人體肌肉部位，例如：平滑肌及骨骼肌，因此針對氣管、食道、胃腸及骨骼肌肉部位之異常緊縮型疼痛，得以緩和放鬆達到止痛之成效。另外針對肌肉過於緊繃而導致的神經性偏頭痛也能協助緩解！

2 消化促進調解

柑橘香氣能撫平因生理壓力所導致的暴飲暴食，或是提振因身心情緒所引發的厭食狀況，協助消化機能回復良好運作，且有助人體吸收及代謝，以確保身心和諧，可說是現代人用來維持人體機能運作的好選擇！

3 壓力調適緩解

壓力是現代人必備的催促動力，但倘若超過身心負荷，人體必將產生不適！柑橘中的檸檬烯成分能拿來作為現代人用來負荷過度壓力的千斤頂，具有消弭疲憊與提振精神壓力的良好驅動力，有助安眠（輕度催眠）。

4 嬰幼兒童居家必備香氣

據多方研究顯示，唯一可以用在2歲以下孩子身上或周圍使用的精油品項就屬柑橘類了，不僅溫和安全、適合孕期全程使用，對於妊娠初期反胃舒緩、妊娠紋預防皆有不錯功效，為嬰幼兒童居家必備精油，歐洲更稱它為「兒童藥水」。

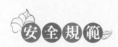

無，但使用後需避免陽光直接照射。

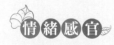

卸下包袱，引領你甜美進入夢鄉。

佛手柑 *Bergamot*

🌿 拉丁學名：*Citrus bergamia*

佛手柑原產自義大利南部卡拉布里亞（Calabria），當地擁有火山灰鋪成的肥沃土壤，水源和空氣絕佳，加上日曬充足，讓盛產的佛手柑厚實飽滿，其果皮萃取金黃翠綠的精油具備提振歡愉特性，並能協助人體血清素激增且促進多巴胺調節，因此在身心療護方面，佛手柑一直是照護首選。

佛手柑蘊含的特色成分包含乙酸沉香酯（Linalyl acetate）及芳樟醇（linalool），雷同真正薰衣草的療癒特性，可以有效安撫鎮靜且紓解疲憊與壓力；其坑坑巴巴如梨形的皮表，其實富含獨特香氣，具有特有酸楚、氣味濃郁且充滿活力，是古老製作香水的秘密法寶，更是烹調飲食時添加的獨特妙招。

不少研究領域皆發現，這樣得天獨厚的氣息能減少壓力引起的焦慮和情緒，且佛手柑多酚蘊含幫助身體調理代謝不良的效用，有助於現代人維繫血脂及循環系統健康。尤其現代人常見的血脂異常，在佛手柑系統回顧的眾多研究指出、佛手柑黃酮類化合物含量極高，介入觀察顯示總膽固醇、三酸甘油酯和LDLC（低密度脂蛋白膽固醇）均獲得顯著降低之成效。

植物科別	芸香科
萃取部位	果皮，冷溫壓榨法
香氣特徵	新鮮柑橘提振氣息，帶來甜美蓬勃朝氣

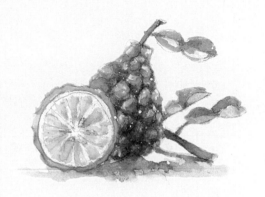

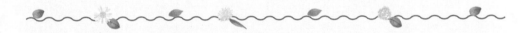

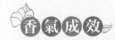 **香氣成效**

① 生殖及泌尿系統養護

佛手柑對於泌尿及生殖具有強大的親和力，以及極佳清潔力、抗感染，臨床多採用臀浴浸泡來輔助尿道及陰道感染；香氣得以振奮身心，亦可舒弭緊張日常生活帶來的壓力渾沌，透過影響人體免疫系統提振，幫助緩解及修護黏膜處炎症。

② 舒緩緊張與焦慮

佛手柑蘊藏極高的乙酸沉香酯成分，得以有效安撫情緒焦躁帶來的緊繃與挫敗感，同時讓思緒正向清晰、有助日常生活或工作所需；臨床上常見用於輔助厭食、恐慌，或因情緒壓力引起的失眠與夜半驚醒，皆能

見到成效。

③ 皮膚及黏膜呵護

具有極佳的抗菌、抗病毒、控油、抗老修護力，是皮膚黏膜療護的高手。經過合宜稀釋調製後塗抹，有助於水痘、一型單純性口唇泡疹、口腔感染…等細緻部位的患處加速癒合，且針對油質過於旺盛的部位（粉刺、痘痘）協助迅速收斂淨化。

③ 空氣淨化、除臭

佛手柑清新爽朗、自帶獨有的香氣特質，經醫學試驗證實其抗菌功能絕佳，只要簡單拿來擴香或調製成水劑噴灑，空間得以即刻淨化，深深吸嗅佛手柑特有的芬芳，能讓你感受身處於大自然的清新自在且舒暢。

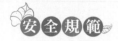 **安全規範**

留意嚴重光敏反應，調和使用後的6～8小時內請避免直曬陽光（市售已去除感光反應之佛手柑腦，稱之為FCF，唯因成分去除，故療護成效與正常佛手柑稍有不同）。欲改善佛手柑光敏致癌特性，宜將劑量控制在2%以下（臉部使用應控制在0.5%以下）。

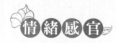 **情緒感官**

豔陽高照陰霾已然驅散，邁開步伐、勇於大步邁前。

黑雲杉 *Black Spruce*

拉丁學名：*Picea mariana*

　　黑雲杉原產於加拿大極北邊的區域，松科雲杉屬，是松樹與鐵杉的親戚，蘊含冷杉那深遠遼闊的氣息。古老歐洲時期的人們會砍伐黑雲杉枝幹，將其綑綁成束，緊扣於窗沿或大門前，用以防煞抗魔、形成強大的護盾來守護身心安全。另外，再將針葉束吊掛或鋪在冬天的壁爐邊，就可以透過壁爐溫度將黑雲杉冷峻淨化的香氣擴散於整個住房空間裡。民間更盛傳，在人體病魔纏身時，可用黑雲杉束拍打人體或將其放在浴缸中浸泡，以驅逐外來靈體干擾或無形的影響。

　　黑雲杉擁有極佳淨化空氣的能力，在加拿大眾多的空汙監測研究中皆指出，因為當地為數眾多且遼闊的黑雲杉老林覆蓋，在光合作用的機轉下消弭了碳汙染，更讓加拿大成為空氣品質極佳的國家。然而，黑雲杉生長緩慢，通常需要幾十年才能達到生殖成熟，其種子小巧、有翅膀，能夠隨風傳播，具有旺盛的生命力、伺機沉伏成長茁壯，如同其堅毅不凡的香氣、蘊藏強大撫慰與穩健的抗壓力量。

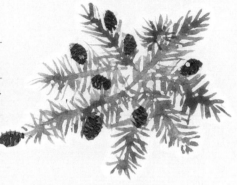

植物科別	松科
萃取部位	針葉及細枝，蒸氣蒸餾法
香氣特徵	松木清新香氣，帶著香甜溫和的微涼氣息

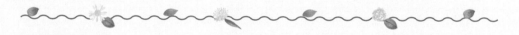

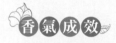

香氣成效

1 呼吸道養護

　　黑雲杉具良好抗感染與清潔殺菌特性，是空氣品質淨化改善的首選香氣，尤以疫情後時代，針對一般或流行性感冒具有鎮咳祛痰成效，能在空間內調製擴香或噴劑，溫和守護同住家人呼吸保健的健康，或放置於吸嗅棒中隨身攜帶，讓黑雲杉香氣伴隨守護日常。

2 極佳防禦力

　　具有極佳抗感染、抗真菌、抗寄生蟲與抗空氣中病菌之特性，能為人體增強免疫力、防禦流行性傳染病毒。還可調節皮脂分泌，療護粉刺、面皰及油性肌，同步消炎殺菌。在臨床上，針對乾性濕疹、牛皮

癬及油性或乾性頭皮屑，調製水油劑型噴灑局部極有輔助之成效。

3 神經滋補、荷爾蒙調節

黑雲杉富含乙酸龍腦酯和 α 蒎烯…等全面療癒特性，得以提振補強神經耗弱，成分有助腎上腺（類可體）及卵巢機能激勵振奮。適合提供予身心極度疲憊且失衡的人們，用以調節修護，來回歸神經訊息傳遞的平衡。

4 肌肉關節保健

其消炎止痛特性得以穿透放鬆肌肉的過度緊繃，緩解心肌、平滑肌與骨骼肌的痙攣與抽痛；促進循環系統成效良好，有助於呵護一般性扭傷與肌肉拉傷之肌肉間廢棄物質排除與療護，或緩解病理性或情緒性引發的各種痠痛，且同時作為風濕性關節炎的用油首選之一。

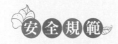

無，但體弱者需注意劑量。

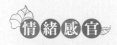

撫慰脆弱疲憊身心，支撐信念撥雲見日。

苦橙葉 *Petitgrain Paraguay*

🫘 拉丁學名：*Citrus aurantium*

　　苦橙（Bitter Orange）又名酸橙，源自於地中海，是古希臘人極為喜愛的療癒香氣，其花及葉常被人們作為情緒調節與人體疼痛舒緩的鎮定良方。直至法國香水工業盛行，苦橙的寶藏被分為三處，其花朵、果皮及細枝葉皆可萃取出個別迷人的香氣。萃取自苦橙細枝及葉的氣味清新潔淨，帶著淡淡苦味與迷人的花香氣息，研究發現苦橙葉香氣可有效穩定情緒、提升專注力並具有提升睡眠品質之成效。

　　在2023年一項針對羅馬洋甘菊及苦橙葉的研究顯示，經由吸嗅方式介入，這兩者在鎮靜作用及成效上勘屬齊名，而在於呼吸頻率及心律的緩和上，苦橙葉的表現則較為優異。由於苦橙葉極具安撫鎮定特質，故擁有廣大的商業價值，常被添加入知名香水、沐浴洗滌及家用擴香品中，是現代人絕佳用來放鬆身心及提振精神的馨香，蘊含和緩及抗憂鬱特性，適合調製成吸嗅棒隨身攜帶使用。另外，近年來在安寧緩和照護上，苦橙葉在臨床實踐陪伴上亦有不錯的輔助成效。

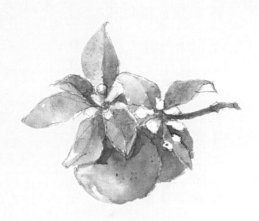

植物科別	芸香科
萃取部位	橙葉及細枝，蒸氣蒸餾法
香氣特徵	新鮮舒活，合併花香與木質草本香氣（味似橙花，但稍帶苦味）

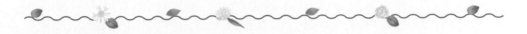

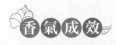

1 舒緩情緒及壓力

壓力會以多種方式呈現，除了生理出現異樣，更會引發情緒症狀，無論情緒大悲大喜，只要是過度的型態就容易導致身心傷害。苦橙葉獨有的緩心香氣最適合療護失眠與壓力，得以重建人體機能，用以緩解季節變化帶來的情緒低落、神經衰弱與焦慮憂鬱，極佳鎮定安撫的效用能調勻過於急促的心跳及呼吸。

2 絕佳清潔淨化力

是皮膚保養聖品，具良好淨化與清潔殺菌特性，普遍療方可用於調理皮脂、平衡乾燥缺水膚況、賦予粉刺面皰通透代謝、協助照護皮膚瑕疵；對於止汗、乾性或濕性頭皮屑之水油控制及膚況緩解皆有顯著成效。

③ 消化系統調節

和諧的消化系統需仰賴自律神經穩健，苦橙葉具緩和身心、提振副交感神經特性，有助提振人體腸胃道機能，紓解情緒壓力所引起的消化不良或脹氣，針對緩解痙攣也有極佳效果，可有效緩和腹絞痛及腸躁性不適。

④ 調節免疫力

人體免疫力通常依循人體健康而定，內在的精神壓力將混亂免疫力的強弱高低，唯有修護身心、讓人體自主協調自癒機能，調節各系統的失衡症狀，以達到抗感染且穩定慢性自體免疫（紅斑性狼瘡、酒糟）。

⑤ 消炎止痛

苦橙葉蘊涵50%乙酸沉香酯及約35%芳樟醇，擁有極佳平衡與消炎成效，可輔助緩解身心失衡導致的肌肉骨骼疼痛，極佳的抗痙攣特性可緩解身心肌肉緊繃，並可對風濕及關節炎提供周全照護。

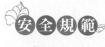

無。

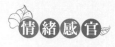

緩心面對、處之泰然，讓心靈和緩踏實。

甜馬鬱蘭 *Marjoram, sweet*

🍃 拉丁學名：*Origanum majorana*

　　甜馬鬱蘭原生長於地中海地區，具有良好的抗氧化、抗發炎…等藥用特性，是古希臘人推崇代表著幸福與健康的象徵，人們將它稱為「山上的喜悅」，喜愛用它沐浴洗滌，來放鬆疲憊、緊繃的身心狀態。另外，也會將甜馬鬱蘭燜煮慢熬，待煎煮好的汁液放涼，用來漱口並擦拭牙齒及牙齦，用以協助殺菌且維繫牙周牙齦的健康。

　　在傳統上，還會將葉脈及細枝裁切成碎屑，再用棉布包裹，製作成香拓包，以鍋具隔水蒸熱，再將香拓熱敷按壓於肌肉緊繃之處，就能迅速促進局部循環、緩解肌肉痙攣及安撫激勵過度跳耀的神經。

　　甜馬鬱蘭同時也是廚房烹飪極受歡迎的常備寵兒，無論是新鮮或是乾燥，都能提升食物烹調的香氣美好。回想當年旅居英國之際，我的英國室友最愛在烹煮海鮮濃湯或義大利麵食時，在鍋中放入一株甜馬鬱蘭或切碎的草葉，甜馬鬱蘭甜美溫暖的草本香氣就會隨著熱氣擴散四溢，不僅促進消化吸收與食慾，更達到空間淨化與殺菌防護的良好潔淨力。

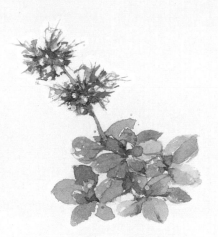

植物科別	唇形科
萃取部位	全株（含花），蒸氣蒸餾法
香氣特徵	氣味透徹且溫暖馥郁、略帶胡椒香及清涼感

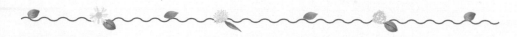

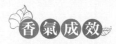 香氣成效

1 極佳止痛效果

　　溫和促進血管擴張、改善循環不良，善於緩解局部疼痛，尤以痙攣性肌肉疼痛與經痛；抗感染力極佳，可同步處理肌肉炎症痠痛，緩和修護一般性扭傷、拉傷、韌帶及關節炎症狀；護胃助消化，溫和促進腸道蠕動，有利於吸收人體與代謝。

2 滋養神經系統

　　極佳自律神經養護、改善神經耗弱，穩定交感神經及副交感神經運作，有助緩和甲狀腺亢進所引發的心悸，滋養神經並撫慰身心焦慮與壓力（尤其適合創傷症候群之療護），極具舒眠成效，同時有助於穩

定荷爾蒙和諧，紓解心靈疲憊，賦予身心感受被呵護的力量。

3 有益心肺功能

溫和促進循環、有助改善手腳冰涼，輕微排水利尿、減輕心臟負擔；極佳殺菌抗病毒、提升老廢物質代謝排除；針對黏膜組織具有極佳淨化療護，對於呼吸照護極有幫助，可止咳祛痰、緩和鼻炎且維繫呼吸順暢（氣喘保健）。

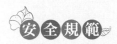

孕婦及低血壓者宜降低劑量，小心調製使用。

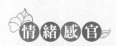

穩健內在安適和諧，成為延伸本質的力量。

羅馬洋甘菊 *Chamomile Roman*

🍃 拉丁學名：*Anthemis nobilis* 或 *Chamaemelum nobilis*

羅馬洋甘菊是矮小的伏地型植株，俗稱「地上的蘋果」，人們形容它擁有蘋果般的特殊香氣，其療癒記載文獻恆久綿長。在遠古的埃及，將它視為太陽神神聖的恩典賜予，每逢疾病獻祭時，必將羅馬洋甘菊汁液塗抹於欲祈求神祉賜福的病體上，有助排除惡靈以求淨化免疫。而在希臘羅馬時期，則將羅馬洋甘菊當成香料及藥劑，運用在烹飪茶飲及浸泡沐浴。

直至西元6世紀、羅馬洋甘菊被廣泛運用在民生家居，成為緩和疼痛、輔助睡眠、緩解皮膚搔癢的藥用療方；在近代歐洲時期，羅馬洋甘菊則成了盛極一時的下午茶寵兒，略帶蘋果般的甜蜜香氣有助舒緩情緒並且抗焦慮，得以改善失眠及淺眠，對於全家老少來說，都是呵護身心最受歡迎的花草茶品。

近代研究則顯示、羅馬洋甘菊精油的成分近似勘屬溫和的鎮定劑，能有效處理廣泛性焦慮、失眠…等各種身心問題，經由塗抹的方式，對於睡眠品質的介入安全有效；另針對情緒相關研究則指出，吸入羅馬洋甘菊的香氣能夠減輕抑鬱，有助於調適受情緒牽動的認知功能與生活品量的提升。

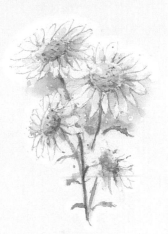

植物科別	菊科
萃取部位	乾燥花朵，蒸汽蒸餾法
香氣特徵	味甘性溫，具有豐厚甜美的蘋果香氣

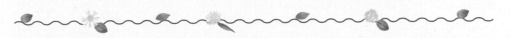

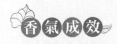

1 溫和提振免疫力

　　羅馬洋甘菊特有的紅沒藥醇及氧化物化合物有助調節人體自體免疫，可激勵巨噬細胞介入人體慢性炎症的調節反應，用以安撫鎮定、且促進細胞再生，針對緩解肌膚過敏極具護理成效，是乾燥、敏感和皮膚發炎首要推薦的品項，亦是保肝、健胃滋補的藥用良方。

2 孩童保健首選

　　孩童成長過程通常有各種考驗，在神經及各器官系統尚未健全時，要避免過度干擾其成長，溫和的羅馬洋甘菊會是陪伴照顧孩童的安全馨香，舉凡成長期的關節痛、牙痛，或是跌倒受傷、夜晚過度亢奮、情緒不佳、胃腸不適，皆可選配羅馬洋甘菊稀釋調和使用，是伴隨孩子成長的萬應精油。

③ 調理荷爾蒙週期

羅馬洋甘菊具有溫和卻強大的鎮靜功能，能調整人體身心眾多的失衡狀態，針對內分泌得以通經並且可調理月經週期，對於更年期熱潮紅與生理和情緒不適症狀亦有緩解之成效。

④ 神經系統護理

是極佳的中樞神經調理劑，可緩解系統失衡而導致的生理疼痛（頭痛、偏頭痛）或心緒低迷引發的抑鬱或失眠，以及調節神經緊張和壓力相關問題。

⑤ 舒緩全面性的生理不適

針對神經和肌肉有絕佳止痛及具抗痙攣與鎮靜消炎作用。同時也是消化保健絕佳的選擇，針對消化不良、脹氣絞痛及噁心反應有舒緩之成效。對於循環不良導致的經期疼痛亦可安全調製使用。

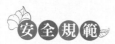
安 全 規 範

1. 懷孕初期避免使用羅馬洋甘菊。
2. 低濃度使用，過量仍可能導致皮膚發炎或過敏。
3. 嬰幼兒童適用。

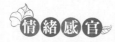
情 緒 感 官

離開自我設限的框架、屏除層層枷鎖且深深撫慰心靈。

大馬士革玫瑰 *Rose damask*

🍃 拉丁學名：*Rosa damascena*

　　大馬士革玫瑰是極古老的薔薇科品種，源自伊朗及中東的古老聖地，於十字軍東征時期傳入歐洲，14世紀起在法國廣為栽種，其細緻典雅的馨香豔冠群芳，在歷史上被譽為「液態黃金」，希臘詩人賽佛（Sappho）則稱大馬士革玫瑰為「花中之后」，是法國香水工業時期極受人們喜愛的馥郁香氣。

　　在數筆回顧研究中顯示、其萃取精油對於月經相關疼痛、頭痛、焦慮和腹脹…等，皆具顯著緩和成效，因此在香氣療護上被稱為婦科保健良方；另外，在焦慮緩和照護上、針對不同的群體亦有鬆弛緩解之成效。尤以2020年一項以大馬士革香氣進行單盲隨機臨床研究，針對120名低於30%TBSA的燒傷患者，隨機分三組分別評估其疼痛強度，發現吸嗅介入組在敷料前後的焦慮及主觀疼痛強度均顯著降低；另一項比較薰衣草精油和大馬士革玫瑰精油對於剖腹產後焦慮及疼痛的雙盲隨機試驗中，亦顯示相同成效，大馬士革玫瑰甚至比薰衣草在緩解焦慮及疼痛上的表現更加良好。

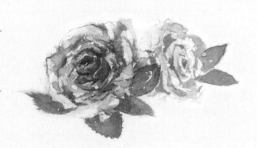

植物科別	薔薇科
萃取部位	新鮮花朵，蒸氣蒸餾、脂吸法或溶劑萃取法
香氣特徵	蘊含愛的滋潤與芬芳，沉穩孕育馥郁馨香

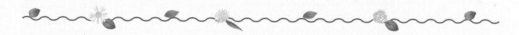

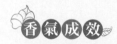 香氣成效

1 女性婦科保健

　　大馬士革玫瑰為婦科保健首選，同步調理情緒與生理造成的影響，於芳香療護擅長協助調理經期不規則、更年期、經前症候群，以及緩解心因性緊張影響之內分泌失衡症狀。自古傳統更有子宮滋補及催情壯陽之說，兼具生殖與泌尿黏膜照護調養，其清除特質常作為白帶護理或月經後期經血潔淨之護理。

2 緩解身心焦慮

　　能鎮靜抗憂鬱，臨床上常用於產後憂鬱、情緒低潮、受傷憤怒…等內在感官之照護，可助緩解失眠、情緒壓力型性功能障礙；對於心緒

不佳所引起的睡眠品質干擾也極具緩和調適的作用成效。

③ 美容養護

　　促進細胞修護再生、抗菌、平衡調理各式肌膚問題（細紋淡化、收斂微血管擴張的血管、滋潤補足乾燥老化的膚況、淡化疤痕及痘疤、調理角質肥厚並使肌膚透亮）。

④ 循環照護

　　大馬士革玫瑰是絕佳的心血管滋補劑，有助溫和調理活絡血液循環，達到改善手腳冰涼，對於血壓失衡（高低血壓）、非病理性心悸或循環不良引起的肌肉疼痛與關節受限…等問題，有極強大的疏解能力，以及止血收斂。

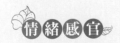

安全規範

1.懷孕初期避免使用（中後期亦需依據孕產婦體質判斷）。
2.強力細胞活化特性，可能產生皮膚過敏現象。

情緒感官

信任接納、找回愛人與被愛的勇氣。

橙花 *Neroli*

🌿 拉丁學名：*Citrus aurantium*

橙花是強大的心靈威而鋼，在歷史悠久的過往時空裡，有著崇高的地位且象徵著希望，有古老諺語云：「橙花香氣能讓眾神降臨」，足以代表其氣味的神聖與崇高，罔論古埃及、希臘、羅馬，橙花常被用於宗教祭祀獻禮、起到淨化祛邪之作用，或是化為愛情魔法咒語、增進纏綿悱惻親密關係，橙花更是各國皇室貴族代表權貴與身分地位的馨香。

典雅的橙花擁有開拓神秘靈性的療癒芬芳，散播平衡安定且有助釋放人體負面情緒與能量，在廣大的學術研究上，已證實之於情緒與睡眠障礙，橙花香氣能夠幫助降低緩和焦慮，帶來絕佳鎮靜及睡眠品質提升的影響。

據一篇研究停經後與身心壓力的報告指出，63名停經婦女隨機吸入0.1或0.5%橙花精油及吸入甜杏仁油（對照組），每天兩次、每次5分鐘，持續5天後發現受試者在身心評估和性慾改善上極為顯著，同時有降低血壓、減輕壓力及調整內分泌之成效。橙花蘊含極佳抗氧化及細胞更新修護特質，也是美療護膚優良的配置處方，同時相當適合作為臨床陪伴安寧緩和照護的基準馨香。

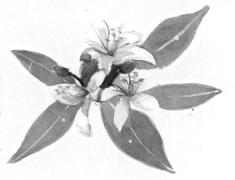

植物科別	芸香科
萃取部位	花朵，脂吸法、蒸汽蒸餾法
香氣特徵	氣味迷人、神秘典雅馨香

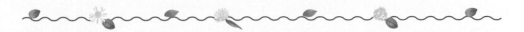

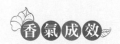

香氣成效

① 孕期療護

　　孕期芳香照護應以胎兒安全作為首要，在動力機轉及芳香分子的研究裡，橙花堪稱是一款極具安全療護的品項，在歐美有數個孕期照護協會皆指出橙花透過室內薰香，可有助改善睡眠障礙、增進孕產婦之睡眠品質，與茉莉同列為助產照護用油。

② 情緒及壓力

　　平衡自律神經、絕佳呼吸調理、極佳抗憂鬱效用，可減輕情緒引起各種病症，或用於考試前、比賽前、結婚前…等特殊的重要情況。在臨床上常見使用於歇斯底里、焦慮失眠、情緒型頭痛及偏頭痛與性功

189

能障礙之壓力緩解。亦有平衡調順內分泌機能失調相關症狀之成效，例如緩和蕁麻疹症狀。

③ 肌膚保健

具有極佳細胞再生魔力，美白抗老且回春、適用於各種肌膚照護（尤以乾性、老化、情緒壓力敏感），同時兼具殺菌（粉刺、面皰）、抗黴菌（香港腳）等成效。

④ 維繫整體平衡和諧

經研究證實，能引發釋放腎上腺皮質類固醇，緩和並降低血壓、且強健心臟機能，消炎特性極佳（尤以皮膚、呼吸道與消化道），或協助提振肝臟、胰臟機能，有間接緩解紅斑性狼瘡、病毒感染之症狀。

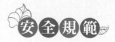

1.極其溫和安全，孕期及哺乳期皆可調製使用。

2.需留意劑量，若調製過量則將影響專注力。

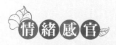

心靈威而鋼，喜悅迎向復甦後的春陽。

玫瑰天竺葵 *Geranium*

拉丁學名：*Pelargonium roseum*

　　天竺葵種類繁多、在植物遴選與精油萃取上很容易混淆，玫瑰天竺葵原產於南非並於18世紀引入歐洲地中海，現今栽種遍佈南非、南歐及中國，是多年生長且平坦的灌木。玫瑰天竺葵因為擁有玫瑰香氣而被命名，素有「平民的玫瑰」之別稱，其香茅醇蘊含成分相較其他種天竺葵更高，讓玫瑰天竺葵的氣味在天竺葵屬中獨有一番迷人的氣息，不僅甜美好聞，更挾帶著青春少女般的獨有馨香。在過往的香水工業時期、玫瑰天竺葵的氣味十分討喜，也是當時民間仕女們極其喜愛的香氣。

　　在藥草學領域，天竺葵物種被廣泛運用於療護傷口、處理胃腸消化系統、協助暢通呼吸道，因此在當時眾多茶飲、糕點、甜品、藥劑中都可看到玫瑰天竺葵的蹤跡。近年在研究天竺葵特性的學術領域中，則發現它優良平衡調理的特性，能調節人體眾多系統之間的和諧，包含消化系統、神經系統、內分泌系統及各項循環運作，有助於人體滋養和修護。面對各種細菌、真菌的侵擾，玫瑰天竺葵亦具有強大的防禦保衛成效，可謂守護身心和諧安定、極為強大的恆定高手。

植物科別	牻牛兒科
萃取部位	花與莖葉，蒸氣蒸餾法
香氣特徵	蘊含甜美花草香，是極受歡迎的療癒香氣

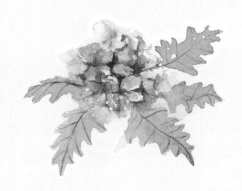

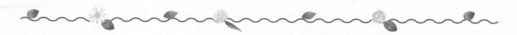

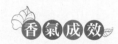 香氣成效

🔳 平衡調理身心

玫瑰天竺葵能平衡荷爾蒙、調整內分泌，還可緩解經前症候群之各種生理與情緒之不適症狀，同時擅長平衡滋補婦科機能、改善體虛痛經。

🔳 卓越的收斂殺菌力

具有極佳抗菌、抗感染、抗黴菌特性，能迅速止血、協助傷口修護與止痛。針對各種皮膚感染或面皰膿瘡皆有很好的收斂殺菌之成效。能提振淋巴和靜脈循環系統，得以疏通排水，改善人體各處的停滯與腫脹困擾。

③ 滋養神經系統

神經滋養是玫瑰天竺葵表現極為亮眼的特質，很適合提供給神經衰弱或疲憊虛弱的個體，是溫柔和緩、讓身心舒適的療護香氣；其香氣迷人兼具緩壓抗憂鬱之效，進而協助身心鎮定，以提升舒適睡眠。

④ 肌膚護理

撫紋抗皺效用絕佳，當平衡調理並且促進循環後，人體機能將得以恢復應有的調控，進而照護皮膚所需之通痛排除淡化斑點、用以緊實提拉和抗老回春、調控水油平衡及皮脂分泌，玫瑰天竺葵都是極佳的護膚首選。

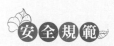

無，但懷孕初期忌用。

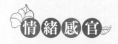

撫平內在傷口，溫柔呵護賦予灌溉。

純正薰衣草 *Lavender, true*

拉丁學名：*Lavandula officinalis／Lavandula angustifolia*

　　純正薰衣草是地中海氣候蘊育出特有的芳香灌木，為脣形科極受歡迎的藥用植物，精油成分蘊含豐富的乙酸沉香酯，讓香氣極具鎮定放鬆成效而被廣泛運用於商業行銷上。其栽種產地遍佈於法國南部、西班牙比利牛斯山脈以及義大利阿爾卑斯山，儘管是相同的苗種，當被種植在不同緯度及高度的區域時，因受到不同溫度、濕度和土壤結構之影響，會產生出截然不同的香氣，因此在芳香市場，純正薰衣草的採買不能單僅憑拉丁文辨識，建議先行嗅聞確認同批號氣味，以免帶回與你預想截然不同的香氣。

　　各方研究純正薰衣草的數據眾多，跨越了不同族群及年齡層。在睡眠照護上，可用於擴香噴灑，或採用按摩油、乳液劑型調製使用，甚至直接將滴了純正薰衣草的紙巾放在病理照護患者的枕頭上，對於情緒緩和及失眠、睡眠品質不佳…等，皆有顯著的改善成效。另有研究指出，調製純正薰衣草和甜橙精油於沐浴品中，可舒緩改善患有知覺失調老年人睡眠障礙之症狀。以往做文獻探討搜尋時發現，市售薰衣草精油產品標示不清，需留意錯用薰衣草品種，例如醒目薰衣草，頭狀薰衣草…等，將無法提供身心安穩，甚至會影響和干擾睡眠喔！

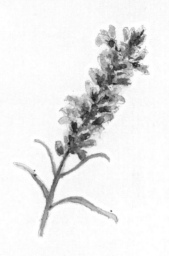

植物科別	唇形科
萃取部位	花苞與莖葉，蒸氣蒸餾法
香氣特徵	強大藥草香氣，是市場上最常見的睡眠馨香

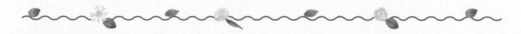

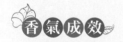 香 氣 成 效

1 鎮靜安撫

　　平衡中樞神經，擅長處理焦躁不安、失眠、抑鬱，針對疼痛極有抑制緩和之成效，攸關神經之偏頭痛、壓力相關之神經緊繃；極佳的抗痙攣效果、可緩解肌肉僵硬與痠痛，其平衡修護特性、對於肌膚緩敏舒緩亦有所協助。

2 平衡人體機能

　　可用於促進血液循環流暢、據研究顯示能調降血壓、改善靜脈曲張或痔瘡（浸泡），預防液體滯留、調節組織胺分泌狀況、提振免疫防禦力。

195

③ 調節新陳代謝

溫和提振副交感神經、緩和身心機能和諧，同步守護平滑肌及骨骼肌健康；有助消化提升、舒緩胃腸絞痛、消化不良，消弭脹氣及噁心反胃，亦可療護肌肉酸痛和緊繃，另針對類風濕性關節炎、疼痛緩解效果也極佳。

④ 皮膚黏膜照護

純正薰衣草擁有絕妙的皮膚及黏膜照護成效，蘊含內分泌調節特性，輕微通經、可調理經前症候症狀之生理或情緒起伏；有良好清潔力及殺菌力，有助分泌物排出，平衡調理泌尿與生殖系統的效用極佳，還能調護子宮痙攣、尿道及膀胱；適合所有肌膚類型，輔助肌膚癒合再生，芳療實踐多用於一般性燙傷或肌膚損傷。

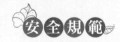

懷孕初期忌用，哺乳期少量調製並交替使用。

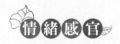

溫暖撫慰心靈，賦予舒適臂彎。

義大利永久花 *Helichrysum*

🌿 拉丁學名：*Helichrysum italicum*

　　義大利永久花是生長在乾燥石礫上的地中海藥草，極盡奢華的香氣風靡了數個王朝、席捲了多個世紀的悲歡與哀愁；從古自今，永久花被視為治療許多疾病的傳統方法，極具抗氧化、抗瘧疾與抗癌特性，在歷史的洪流裡參與過無數場死亡瘟疫，不僅用來增強免疫力、共作為殺菌抗病毒的先鋒防禦，人們還將新鮮的永久花朵直接搗和成泥，或以全株熬煮製浸泡，或做成全面性噴灑用的防疫武器，每逢出外或歸來、會用厚實氣香的汁液清潔、漱口和洗滌身體。

　　在煉金術全盛時期，永久花是強大的防衛盾甲，用以排除外力或惡靈侵擾，只要將乾燥的永久花綑綁成束，在門前及街道燃火焚燒，空間裡的汙穢不潔氣味就會迅速揮發退散，整個空間猶如被炙熱暖陽曝曬過，充滿明亮潔淨的和煦馨香。

　　針對永久花的研究，歸屬止痛、化瘀成效居多，有一項2020年的研究，調和永久花精油為30～40歲的膝蓋疼痛患者們按摩，並持續30天，後來在疼痛量表上顯示永久花在臨床上著名的抗發炎特性，大舉減輕了劇烈的關節疼痛，結語認為可作為治療關節炎的療護建議。

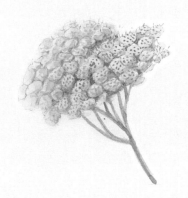

植物科別	菊科
萃取部位	新鮮花朵或全株，蒸氣蒸餾法
香氣特徵	大地馨香，厚重藥草療癒力量

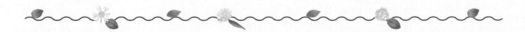

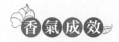 香氣成效

1 皮膚修護

　　蘊含橙花醇酯及義大利雙酮的獨特成分，奠基了義大利永久花成為療癒修護的第一把交椅，用以護理肌膚細微損傷並重塑皮表生發代謝，能調節角質層的厚薄並穩定肌膚通透與吸收，進而強化肌膚健康，使其恢復白皙且透亮。

2 化瘀活絡

　　義大利永久花能提供絕佳的消炎、活血、化瘀之成效，化瘀著手於促進血液循環且輸送淋巴激勵，加速鬆動及收斂組織液並活絡末梢微血管，達到良好化瘀效果，同時增進免疫與自癒力；是人體生理和情

緒之鐵打損傷極有療護成效的精油選擇，堪稱居家必備香氛。另有增進肝臟機能代謝、促進膽汁分泌（助消化）之成效。

③ 神經療護

　　義大利永久花沉穩向陽的香氣，給予神經系統強而有力的心安療護與修護動力，針對因為疲憊絕望而導致的神經混亂影響，只需簡單吸嗅，即可排除過於負載的悲歡情緒，助你重新出發並點燃一盞嶄新的生命曙光。同時具有良好的止痛力、抗憂鬱（針對精疲力竭、昏昏欲睡或疲軟無力的人非常有幫助）。

④ 呼吸保健

　　極佳緩敏、止咳化痰、解痙攣，讓身心放鬆和緩，避免人體過於急躁刺激，調適身心、協助生理與心理合而為一。

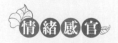

安全規範

安全不刺激，亦適合嬰幼孩童微量調製使用。

情緒感官

迎向溫暖豔陽，獲得前行無畏的勇氣與力量。

乳香 *Frankincense*

🫘 拉丁學名：*Boswellia sacra ╱ Boswellia carterii*

　　乳香英文源自於法語Franc encens，意指高貴的純潔香氣，歷史恆久，遠自埃及、希臘，是專屬於皇家王室的尊貴馨香，用以祈天祝禱焚燒，傳說香氣可通天際、讓人世間的期盼能上達天聽，亦可做成藥劑泥團塗敷，或黏貼於頭頂、額心賜福，羅馬帝國時期更將其製作成沐浴藥劑或油蠟香膏，淨化洗滌疲憊身心及心靈。乳香也是東方極受歡迎的香氣，印度醫學稱它為「神聖的淚珠」，中醫將它歸類於安定心神鎮靜良方，每年約有數千噸乳香樹脂在國際市場進行交易，致使乳香樹脂被過度開發及強迫採收，導致乳香樹木數量銳減。

　　據研究顯示、乳香具有極佳抗菌、消炎及活血特性，其萃取至橄欖科乳香屬樹上、因樹皮損傷而分泌流出並覆蓋患處的樹脂結塊，有極佳的殺菌與癒合成效，也因此成為十字軍東征時各國將領必備的治療傷處秘寶。近代，乳香除了常使用於宗教祭祀焚香使用外，亦常作為助眠與安撫鎮靜之用。

　　一項2023年於土耳其進行的研究，探討乳香和沒藥油按摩對慢性腰痛者的影響，於大學醫院物理治療診所內分為實驗及對照組收案，研究顯示有減輕發炎及疼痛之顯著成效，被認定可將乳香和沒藥精油按摩融入醫療使用。

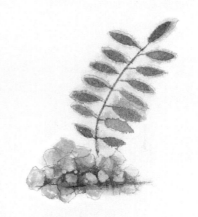

植物科別	橄欖科
萃取部位	乳香樹樹脂，蒸氣蒸餾或水蒸餾
香氣特徵	純淨的大地芬芳融和提振身心氣息、充滿祈禱與希望之意

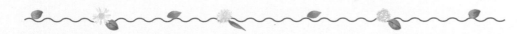

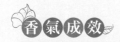

香氣成效

1 深度呼吸調整

　　清肺化痰、對於呼吸道黏膜具有淨化清潔成效，其抗感染的特性是肺部良好殺菌劑，同時緩解咳嗽，抗平滑肌痙攣，降低黏膜炎，可用於氣喘患者的日常保健或鼻竇炎感染、鼻淚管阻塞⋯等不適症狀之調理。

2 婦科機能保健

　　對泌尿及生殖系統極具影響力，自古多做為調順子宮作用，擅長處理生殖感染（白帶），亦可緩解經痛及經血過多。

3 使肌膚抗老回春

有眾多芳療實證顯示，乳香擁有良好細胞修護功效（痘疤、傷疤）、幫助肌膚恢復彈性、減少臉部肌膚鬆弛、撫平細紋（妊娠紋），消炎（蕁麻疹、皮膚炎、曬傷）、癒合傷口、增強免疫。若搭配金盞花浸泡油，可用來修護哺乳期乳頭發炎現象。

4 神經系統養護能力極佳

振奮活力、集中專注力（搭配佛手柑、檸檬、黑雲杉），鎮靜安撫神經（PMS、更年期保健），舒弦情緒焦慮、輔助安眠。

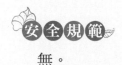

無。

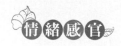

披上香氣鎧甲披荊斬棘，成就實踐夢想的勇氣。

安息香 *Benzoin*

🍃 拉丁學名：*Styrax benzoin*

安息香是安息香科長壽的樹種，自遠古就廣泛栽種於印度尼西亞蘇門答臘，取其樹脂焚燒薰香、做為靈性淨化的絕佳守護馨香。15世紀香料貿易時期，安息香被帶入英國做為名貴香料使用，意外發現其針對支氣管痙攣及咳嗽的緩解成效，而成為當時呼吸道感染者的救命劑；邁入香水工業時期後，這獨特、雅致、極富異國風情的香氣，則成了配香者最獨特的定香選擇。

安息香樹脂的氣味散發溫潤甜香、挾帶前段香草的氣味及後段木調鋪陳，讓人得以瞬間撫平焦躁煩悶的心靈，是知名聖羅蘭香水「鴉片」的基調香型。儘管安息香在醫療輔助上已享有盛名，針對淋巴促進、傷口修護免疫及人體自癒提升皆有所成效，多搭配醫療手術或臨床病理療護使用。但一般實踐芳香療法時，仍以心靈及情緒照護著手，善用其特殊香氣創造出不平凡的調香與絕佳效果。另外，在黃金葡萄球菌感染療護使用上，以安息香樹脂調製塗敷或噴灑的成果也非常亮眼，因此在法國及德國製藥產業，安息香是極為常備的藥劑劑型。

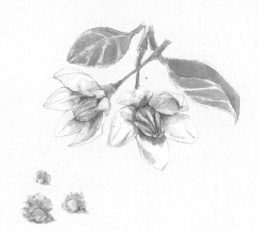

植物科別	安息香科
萃取部位	樹脂,蒸氣蒸餾法
香氣特徵	沉穩寧靜、略帶甜味 的香草氣息

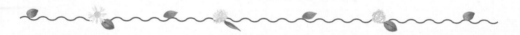

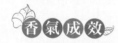 香氣成效

1 皮膚黏膜照護

能促進傷口癒合、具消炎修護特性,在臨床照護輔助上十分常見,對於皮膚炎、濕疹、潰瘍、凍瘡…等一般性皮膚免疫問題皆有成效。在美容保養方面,則以肌膚粉刺、水油失衡、乾裂修護聞名,常添加於化妝品工業中,做為抗氧化劑使用。

2 呼吸保健

是中西醫傳統盛名的止咳、祛痰劑,其強大的消毒作用,可緩解一般性流行性感冒、針對喉嚨痛、口腔潰瘍、充血性黏膜…等極具消炎之成效,常被添加到牙膏中治療口腔問題。

3 消化黏膜守護

具有絕佳的胃腸黏膜照護效用,有助於消化吸收、消弭脹氣、促進代謝機能及維持血糖控制之特性。

4 心靈理療

是能消弭憂鬱、焦慮、悲傷的複合型療癒馨香,一般採用吸嗅法或於空間擴散。針對長者失智照護時發現,對於黃昏症候群、個人孤獨感及罪惡感祛除亦有不錯的緩解表現,安息香的香氣能提供這類族群強大守護力。

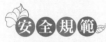 安全規範

偏屬安全,但針對極敏感或對應過敏原肌膚仍須注意使用劑量。

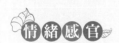 情緒感官

排除過度擔憂,振奮重塑新生。

岩玫瑰 *Cistus / Rock Rose*

🌿 拉丁學名：*Cistus ladaniferus*

　　岩玫瑰生長在地中海西部乾燥缺水的岩石土壤，造就了剛毅挺拔的療癒力量，其於炎熱夏季分泌出的樹脂馨香是鄰近動物們的療癒天堂，野生山羊最愛在岩玫瑰樹脂的盛產時節鑽進花叢中磨蹭穿梭，沾附上的樹脂可修護皮膚及一般性損傷，還能驅逐毒蜂或毒蟲侵害，當地人運用此法、將眷養的山羊群趕入岩玫瑰遍佈生長的區域，再從採剪、刮除羊隻的羊毛上以獲取膠狀樹脂。當地盛傳，蒸餾出的樹脂香氣得以撫平心靈創傷、振奮疲憊身心、驅除病魔，具有抗老回春與保持生理健康之成效，而被視為男女生殖養護瑰寶。

　　在臨床芳香療法照護上，岩玫瑰樹脂萃取的精油常用於抗菌、抗真菌活性、抗發炎、抗潰爛之協助傷口癒合及血管擴張，且被美國食品藥物管理局（FDA）批准為食品添加劑，做為營養膳食與抗氧化補充劑，也被做為阿茲罕默（AD）、帕金森失智與多發性硬化…等的神經退化養護療方。

　　岩玫瑰獨特的療癒馨香，常被評比雷同麝香、龍涎香這類高貴等級，香氣濃烈馥郁且具有穿透力，帶著木質沉穩的香氣夾帶樹脂厚重的療癒氣息。

植物科別	半日花科岩薔薇屬
萃取部位	枝葉、膠狀樹脂，蒸氣蒸餾法
香氣特徵	氣息穿透厚實、帶著復甦暖陽的療癒香氣

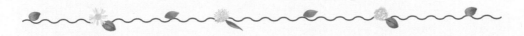

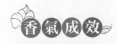

1 心靈療護

　　是淺意識周全照護的極佳香氣，用以調節穩定人體中樞自律神經，安撫突發性驚恐，消除焦躁且穩定情緒。臨床實踐上以內在小孩梳理、糾結傷痛之情緒緩解及舒眠表現成效顯著。

2 免疫防禦

　　強大抗病毒能力、抗感染，有助調節自體免疫（尤以兒童腸病毒、水痘以及成人一般帶狀性皰疹修護極佳）；此外還能抑制癌細胞活性。

③ 皮膚保健

強力止血、極佳收斂效果，針對傷口癒合、促進細胞新生、改善鬆弛老化及問題肌膚修護（如痘痘、毛孔粗大）極具成效，搭配義大利永久花調製可做為居家必備的急救療方。

④ 循環暢通

促進血液循環、消血腫，有助減輕人體各處淤塞，紓解疼痛與靜脈曲張。幫助恢復身心疲憊、是驅逐恐懼傷痛的暖心力量。

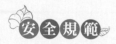

無，唯需注意其氣味厚重。

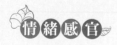

賦予內在小孩支持穩定力量。

東印度檀香 *Sandalwood, East Indian*

🌰 拉丁學名：*Santalum album L.*

　　東印度檀香是印度文化相當珍貴的資產與樹種，在氣候變化挑戰及社會經濟生態的過度砍伐、棲息地退化和管理不善，於1998年被國際保護聯盟（IUCN）列為脆弱物種。遠在印度醫學與吠陀經中，皆大量記載了檀香作為藥劑及美容保健的療方，是印度社會及家庭常用的神聖香品。

　　其香氣擷取於成熟樹木的木芯，精油呈現淡黃至淡金色的濃稠液體，廣泛使用於宗教祭祀、香水及化妝品調製、芳香療法及製藥行業。據研究發現，其清除自由基活性的效果極佳，能提升對抗氧化及消炎殺菌的成效，被製成治療牛皮癬和皮膚炎症之標靶藥物。另也有研究顯示，主要成分 α-檀香醇經皮膚吸收後，對於血氧飽和度、血壓、呼吸頻率、脈搏…等生理評估皆有影響，這些變化被解釋為極具放鬆及鎮靜作用，展現檀香對於生理和心理可同時調節平衡且激勵的效果。檀香純露是檀香經過蒸氣蒸餾時的副產物，其化學成分比檀香精油多了更多的脂類，如此讓純露的安撫鎮靜更具成效，使用上也更加便利安全。近年來，在臨床芳療照護上，大多實踐於口癌及知覺失調相關療護，身心安適成效顯著。

植物科別	檀香科
萃取部位	木芯，蒸氣蒸餾法
香氣特徵	濃郁木質東方香氣，質感黏稠厚重

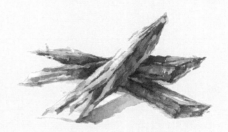

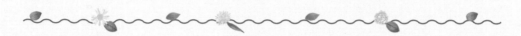

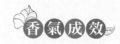 香氣成效

① 安撫鎮定身心

極具鎮定安神特性，尤其是失眠、焦慮、憂鬱、壓力…等相關衍生症狀，另針對神經性止痛成效頗佳，例如坐骨神經痛。

② 腎臟養護

是自古盛行的泌尿感染殺菌良方，針對生殖泌尿極具緩痛消炎及排水利尿特性；不少資料顯示檀香兼具催情壯陽功效，可激勵生殖作用，改善不舉或不孕，但以療護機轉應該偏屬於放鬆身心所帶來的感官激勵。

③ 呼吸黏膜照護

俗稱肺臟殺菌劑，針對呼吸系統病症，尤以過敏性乾咳、慢性支氣

管炎、一般或流行性感冒、中耳炎、喉嚨痛…等症狀減緩，皆具有保健成效。

4 多用途的天然護膚成分

經證實能減少肌膚衰老，避免皮膚遭受環境污染和光源傷害，舒緩皮膚各類型病況，無論是成熟肌乾燥、老化肌撫紋、敏感肌搔癢、油性肌冒油光、痘痘肌收斂殺菌…等皆可一併護理呵護，極具平衡緩解特性，針對乾性濕疹及老化缺水的皮膚特別有益。另在燒燙傷及曬傷護理上亦見修護之療效。

5 肌肉痠痛之養護

效果良好的肌肉鬆弛劑，可消炎消腫，針對一般痠痛及拉傷扭傷皆有抗痙攣及緩痛之特性，並可疏通淋巴及靜脈回流。一項研究指出，檀香精油對於平滑肌之胃腸保健極為顯著，有利於排除幽門螺旋桿菌、護理十二指腸潰瘍和胃腸消化之健康。

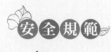

無。

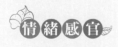

煥然一新，怡然自得重頭來過。

肖楠 *Taiwan Incense-cedar*

拉丁學名：*Calocedrus macrolepis*

　　肖楠是特有的柏科肖楠屬常綠大喬木，是台灣五大針葉樹之一，隨著台灣山區的海拔生長延伸，森林植被從深谷到陡峭山峰，整體環境氣候塑造了肖楠樹種的多樣性，木質硬而不脆、強韌有彈性，是家俱建築、雕刻及香品極受歡迎的木種。肖楠的葉子與木材可以萃取出極為美麗的香氣，其獨特的複合式氣味持久厚實，蘊含95%單萜及倍半萜類成分，具有很強大的活性抗菌作用。

　　2021年在台灣的研究發現肖楠活性成分得以對抗多種細菌及病原體，例如常見的金黃葡萄球菌、大腸桿菌，精油對測試的微生物顯示出優異的抗菌及抑菌活性成效，可作為天然的殺菌劑。

　　肖楠自古也是靈性養護極見成效的御守馨香，尤其在宗教祭祀禮儀儀式，大多搭配檀香、沉香，將木芯芳香分子較為濃郁的區塊，研磨成香粉後製成焚燒用香或是香椎，當引火點香時，肖楠的氣味常首當其衝地散在空間裡，檀香及沉香的氣味才隨後出現，這樣混合的氣息十分雅致且沉穩，得以揮散疲憊與恐慌，讓身心備感沉著、安適以對。

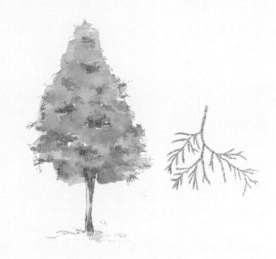

植物科別	柏科
萃取部位	木材，蒸氣蒸餾法
香氣特徵	香味濃郁沉穩、暖性且陽剛

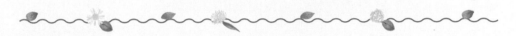

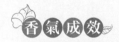

1 極佳抗菌作用

肖楠是極佳抗菌劑，常被添加於家用清潔療護品中，具有殺菌、抗菌、抗真菌…等免疫相關的防禦作用；肖楠的抗發炎特性還有協助傷口療護與止痛之成效。

2 皮膚防護

針對一般性皮膚照護保健，肖楠是極為良好的守護馨香，得以促進毛孔通透、激勵淺層微血管流動，以助修護體表小損傷，其天然防禦特性，亦可作為嚴密的防守，保護肌膚不受外來侵擾，針對防蚊也有不錯之成效。在止癢研究上亦表現良好。

③ 頭皮養護

肖楠蘊含扁柏醇（Hinokitiol）成分，有著如同扁柏有助於調整頭皮及治療脫髮之效果，能調控皮膚水油平衡且助毛囊通透，得以促進激勵毛髮生長，同時除臭並避免細菌滋生，是養護頭皮和髮絲的極佳香氣選擇。

④ 助眠

其緩心守護的療癒氣息有助於平衡調節身心壓力，用以排除焦躁的負面情緒，同時調節滋養自律神經，協助呼吸和緩穩健，放鬆過度緊繃的肌肉，有助提振副交感神經以達助眠之成效。

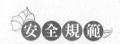

安全規範

無。但香氣厚實，應注意調配比例。

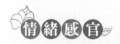

情緒感官

沉著內斂，自信且穩健。

維吉尼亞雪松 *Cedarwood Virginian*

🍃 拉丁學名：*Juniperus virginiana*

　　維吉尼亞雪松是比大西洋雪松或喜馬拉雅雪松更為矮小的柏科品種，有著紅色的樹芯及美麗的漿果，早期在太平洋西北印地安傳統具有極為神聖的意涵，稱之為「生命之樹」，部落人們深信維吉尼亞雪松具有強大保護力，因此會將枝葉放置在門沿處避災邪，或以其木塊繪製雕刻圖騰作為祈禱之用或配戴傍身，作為防禦之用。

　　主要生長遍佈於美國及加拿大等地的維吉尼亞雪松，其香氣幽雅宜人且自帶木質鉛筆香氣，是現代商業香水調配極受歡迎喜愛的香氣，其絕妙的療癒鎮定特質，讓維吉尼亞雪松精油在芳療使用上具有寬廣療效，得以疏通且緩解身心疲憊、去除恐懼與悲傷過往、緩和心緒，進而營造沉靜踏實的全新步伐；幫助創傷症候群或曾蒙受傷害的人創造嶄新疏通的契機，是能守護核心信念且賦予力量的陪伴香氣。維吉尼亞雪松蘊含的優良抗菌特性更被美國認可，可用於驅逐環境害蟲的侵擾並降低害蟲的毒性，例如抑制埃及斑蚊、白蟻…等昆蟲的活性，是環境守護的首選。

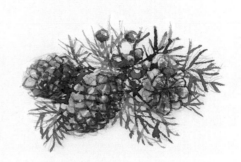

植物科別	柏科
萃取部位	木芯，蒸氣蒸餾法
香氣特徵	乾燥的木質鉛筆氣息， 深遠遼闊且心安

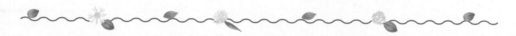

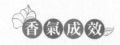 香氣成效

① 平衡免疫系統及溫和保健

蘊含 α-雪松烯和雪松醇成分讓維吉尼亞雪松成為極佳的消炎、殺菌、抗感染的守衛，激勵免疫卻依舊溫和，不至於在防禦之時耗損健康，是慢性症狀或病中、病後的保養選擇。

② 極佳黏膜照護

黏膜保健的良方，可用於呼吸及消化道黏膜感染、協助清除淨化黏膜黏液，以協助呼吸道暢通，針對乾咳或黏液堆積型咳嗽、急性或慢性支氣管炎照護之舒緩成效顯著。具有促進循環之成效，得以支持淋巴、血液、腸道疏通代謝。

3 身心調理

 抗沮喪、緩焦慮、安撫緩解神經緊繃相關症狀、強化恢復神經傳導，有利調節人體內分泌激素傳送，維繫人體恆定，達到身心保健之效果。

4 通透收斂劑

 去油補水、使肌膚滋潤且毛孔通透，針對粉刺、痘痘、脂漏性皮膚炎、油性頭皮、油性脫髮⋯等極具幫助。維吉尼亞雪松屬於舒緩和平衡身心的精油，可用於油性皮膚平衡或需舒緩之乾燥和粗糙膚況。

5 幫助疏通泌尿生殖系統

 極具疏通效能，溫和利尿且具清潔殺菌，另能良好清潔白帶及生殖部感染。

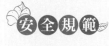

 無。

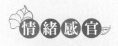

 跳脫虛幻，奠定自我價值。

岩蘭草（香根草）*Vetivert*

🌰 拉丁學名：*Vetiveria zizanioides*

　　岩蘭草是從古至今，出現在各時代史籍藥典中最為神秘的靈丹妙藥，於西元前1550年，古埃及的醫學醫書（Ebers Papyrus）就記載岩蘭草具有強大驅邪治病能力，以及治療發炎與緩解疼痛的能量；古印度傳統生活阿育吠陀（Ayuveda）學說，推崇採擷自岩蘭草根部且浸泡入芝麻油萃取的馨香，將其做成身體用敷膏，可治療發燒、肌肉關節疼痛，透過簡單塗抹及皮膚滋潤吸收，以激勵人體活絡並平衡身心健康，是阿育吠陀醫學極重要的經典篇章。

　　直到現代民生用途上，岩蘭草在原產地使用方式廣泛，其狹長的葉子曬乾後可做為編織籐席的原料，被製成涼席後鋪在屋頂及臥榻上，或綑綁成束熬煮收汁、當作藥浴浸泡、噴灑或作為敷體之用；在其他亞洲國度，則將岩蘭草根或精油用於避邪或當成開運物。就五行學說角度，根屬土而土生金，可謂聚集滿滿大地資源的氣息，以細根捆捲放入細紗網製成的沐浴球就極受人們喜愛，用來搓揉全身沐浴洗滌，不僅可嗅聞到草根馨香，還有平安守護的意涵。岩蘭草精油用於空間淨化行之已久，近年來在臨床更著手於身心養護之安眠護理，搭配柑橘氣味調製，用以擴香或嗅吸，對於長照族群來說是極具舒眠成效的香氣。

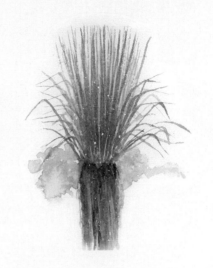

植物科別	禾本科
萃取部位	乾燥的根部，蒸氣蒸餾法
香氣特徵	複合式香氣、有著大地濃郁土根氣息

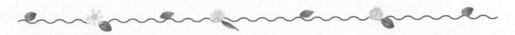

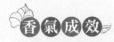

1 安撫神經系統有極佳效果

岩蘭草有「寧靜之油」之美名，遭逢重大事故或打擊時，可成為強而有力的支柱，具深度放鬆之特性，緩解緊張焦慮、抗憂鬱、助眠。極具身心靈緩和及沉靜安撫的成效。

2 平衡免疫調理

調節激勵免疫系統、緩解免疫失衡之類風濕性關節炎、蕁麻疹、過敏⋯等，可增進抵抗內外壓力與疾病的能力。

③ 皮膚照護及促進癒合

具清潔殺菌特性，有助於乾癬、牛皮癬的患者增加皮膚保濕度；對於皮脂分泌過於旺盛之油性或面皰肌膚，則有控油及收斂毛孔的成效，亦可促進皮膚生長以協助傷口癒合。

④ 荷爾蒙理療

調經女性荷爾蒙與黃體素，針對經血不足者具通經成效。可輔助陰道炎及感染療護，對於PMS及更年期症候群有調節梳理作用；臨床研究則發現可促進紅血球生成。

⑤ 促進循環活絡

可用於肌肉及循環保健，緩解循環系統機能不佳或壓力所造成的各種症狀，例如末梢神經痠麻、肌肉疼痛、肢體關節不適⋯等症狀。

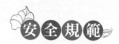

無，唯需注意氣味厚重。

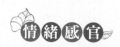

安全踏實，舒活自在。

纈草 *Valerian*

🌿 拉丁學名：*Valeriana officinalis*

纈草英文源自拉丁文Valere，語意「堅強」代表纈草耐寒難旱的艱難生長環境，早年棲息生長在喜馬拉雅西部及伊朗西南部，隨著種子散播的遷徙，植株也跟著改變生長所需，以符合區域生態的生存條件，因此研究室採擷了各處的生長群體，比較結果皆獲得精油產量和成分不同的莫大差異。

纈草常被當成藥用植物，精油萃取可來自於花、葉及莖，其根莖的精油產量甚至高於花和葉，其成分被公認為極佳鎮定劑，具放鬆、助眠、解痙攣、驅風及抗癲癇作用；其因生長環境而擁有強大的抗氧化特性，讓纈草成為德系藥草盛名的安眠療方，甚至稱之為「睡草」，而後推廣至歐洲各地，被製作成茶飲、藥用膠囊、按摩油、塗抹乳霜等；纈草的藥用紀錄可追溯至西元1世紀，中世紀時還被當作治療神經混亂和失眠的藥劑。直到現今，纈草被美國食品和藥物管理局（FDA）列為修護神經的膳食補充劑；歐洲醫學署（EMA）將之列為可緩解神經緊張，改善睡眠障礙的藥劑；比利時、瑞士及義大利皆認定纈草療方可作為非醫師處方的失眠治療藥劑，可緩解失眠、調理睡眠障礙、改善慌亂及焦慮感、幫助人體肌肉放鬆，有助於調節體內環境恆定。

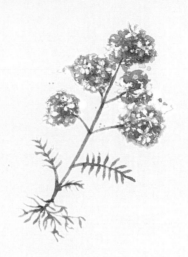

植物科別	敗醬科
萃取部位	根部，蒸氣蒸餾法
香氣特徵	溫暖濕潤、綜合土壤與強烈藥草香氣

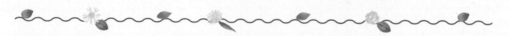

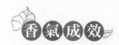 **香氣成效**

① 鎮靜神經及止痛

　　中樞神經鎮定劑，用於緩解憂慮與恐懼，針對歇斯底里、神經衰弱、精神耗弱緩解也極具成效，同時可抗痙攣，對於抽搐、癲癇有同步調整神經及肌肉的作用。止痛效果極佳，可消弭頭痛、牙痛、神經痛及一般肌肉生理症狀。臨床研究曾針對成年人過動症及黃昏症候群提供吸嗅介入，成效顯著。

② 提振並滋補免疫系統

　　屬於免疫滋補劑，是自古使用極佳的退燒劑（發汗降溫）、可消炎、抗風濕，以及抗菌、改善頭皮屑。亦能提振循環免疫系統、調降

血壓。

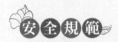 消化呵護

　　是促進腸胃蠕動的絕佳健胃劑，幫助營養吸收且消弭脹氣，經由神經鎮靜緩解、有助於梳理腸燥過動⋯等不適並緩解痙攣抽痛。

4 生殖調理

　　能協助調經保健，改善壓力型閉經或月經不調的狀況，同時具有幫助生殖系統麻醉止痛的特性；亦有助於穩定經前症狀，以及減緩產後抑鬱、更年期之情緒紛擾。

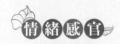安全規範

　　1.孕期、哺乳期忌用。

　　2.極佳鎮定特性，故建議晚上睡眠前使用。

情緒感官

　　穩健踏實，摒除一切雜念與妄想。

歐白芷 *Angelica*

🌿 拉丁學名：*Angelica archangelica* ／ *Angelica officinalis*

歐白芷是繖形科當歸屬多年生草本植物，氣味滋補厚實，原產於俄羅斯、挪威、丹麥，12世紀時廣於北歐國家栽種流傳，是當時人們極為喜愛的藥草膳食補給，甚至摻酌入利口酒、白蘭地、杜松子酒飲中，其香氣成分蘊含環十五內酯（Cyclopentadecanolide），氣味猶如合成的麝香，擁有獨特氣息，可作為調香的定香基底，或用作昂貴麝香的替代香氣。

英文Angelica源自16世紀中葉，是天使的意涵，而拉丁文Archangelica意謂擁有大天使般凝聚神聖強大的守護力量，自古流傳是種能治療疾病、阻擋瘟疫散播且具趨避邪靈侵擾的神奇藥草。從遠古的希臘、羅馬國度就將歐白芷視為神聖的象徵，而後歷經世代輾轉，在民間醫療已被廣泛使用，是北歐國家極為推崇的藥草，於中世紀開始大面積種植歐白芷，並行銷於歐洲各地。在現代臨床使用上，歐白芷根部化合物可用做治療單純型皰疹病毒抑制，極具抗病毒作用；據慢性乙醇引起肝毒的小鼠研究顯示，能抑制肝臟細胞蒙受氧化的危害，達到間接保肝作用；同時多項研究顯示歐白芷的活性成分具有藥理意義，能誘導白血病HL60細胞凋亡，抑制肺癌細胞及胃癌細胞增殖，多數研究皆呈現歐白芷成效與對抗腫瘤活性有關。

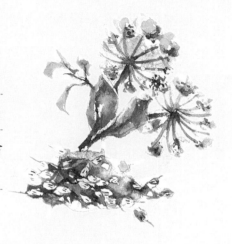

植物科別	繖形科
萃取部位	根部或根莖，蒸氣蒸餾法
香氣特徵	愉悅香甜、淡淡水果混合渾厚泥土清香

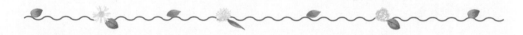

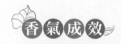 香氣成效

1 中樞神經興奮劑

　　歐白芷對於神經系統有極佳修護力，蘊含調理滋補特性，可抗焦慮、緩壓助眠、改善神經耗弱或老化之輕度認知障礙，對於心因性頭痛及偏頭痛具養護成效。小鼠研究發現，能顯著抑制癲癇誘發且縮短發作時間。

2 消化保健

　　自古主治消化不良，歐白芷的葉及根莖皆有效果，多用以提振食慾且抗胃腸痙攣、消脹氣，針對病理性胃潰瘍、噁心嘔吐⋯等症狀亦能舒緩其不適。

③ 免疫養生

具解毒、抗菌、促進淋巴代謝功能，有利肝臟、腎臟及皮膚細胞抗氧化，德國草藥委員會更推崇歐白芷是感冒、發汗退燒的良好療方，亦是極佳的元氣滋補劑。

④ 循環促進

可活化紅血球，促發汗、有助排泄老廢毒物、舒緩尿酸、風濕症以及蜂窩組織炎的不適症狀。

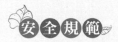 安 全 規 範

1. 低劑量使用、具強烈光敏性（其光敏毒性與佛手柑雷同，使用後需注意避免陽光照射）。
2. 孕期忌用。

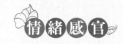 情 緒 感 官

使身心靈氣具足，無懼勇往前行。

山雞椒 *May Chang / Litsea cubeba*

● 拉丁學名：*Litsea cubeba*

　　山雞椒是生長在亞洲國家的多年生落葉性灌木，即台灣原住民常用的著名藥用香料「馬告」，具有胡椒及檸檬的原生氣息，在原住民醫療史上極具療護成效，從花朵、葉子、根到果實皆有良好用途，是山林裡的天然藥材，一般用來緩解宿醉型頭痛、調理消化機能不良、炎症及中毒保健，多以烹調調味或茶飲使用。

　　據《本草綱目》記載，山雞椒具有暖脾健胃及嘔吐緩解之成效，其種子常被作為增強腸胃消化功能、肌肉疼痛及哮喘舒緩的良藥；其特有蘊含55～70%檸檬醛、約8%檸檬烯的獨特成分，造就出清新怡人的氣味。

　　研究發現，嗅吸山雞椒稀釋得宜的香氣能讓腦神經情緒表現呈現積極狀態，提升多巴胺和血清素水平，進而增加快樂與平靜的身心感受。小鼠睡眠研究也顯示，山雞椒精油能顯著延長睡眠時間，並降低焦慮表現，對中樞神經調節極具成效；尤以檸檬醛含量高，不僅抗菌抑菌、抗發炎、抗氧化成果佳，並針對平滑肌（例如血管舒張）有絕佳展現；從山雞椒果實萃取的精油具抗癌活性，研究證實對於人類肺癌、肝癌和口腔癌細胞具有穩定作用，蘊含病症緩解調理之潛力。

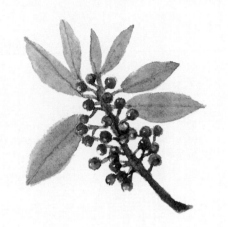

植物科別	樟科
萃取部位	果實，蒸氣蒸餾法
香氣特徵	清新檸檬氣息，爽朗怡人

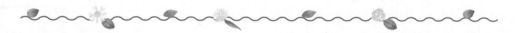

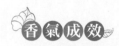 **香氣成效**

1 調順消化機能

極佳的抗病毒及抗感染能力、能解毒，針對胃腸機能具良好成效，可驅風、開胃，舒緩腸胃炎、消化不良，尤以十二指腸潰瘍、大腸桿菌活性消弭及殺菌效能極佳。

2 神經安撫鎮靜

提振副交感神經，極佳情緒舒緩特性，多作用於抗焦慮、躁鬱、緩解情緒混亂、壓力與失眠…等衍生症狀，賦予正向能量。

③ 免疫養護及滋補

極佳抗氧化力，能抗菌抑菌、抗真菌，關節炎養護，溫和滋補特性、幫助調理提振人體免疫機能；另外還具有淨化、除臭效果。

④ 循環系統促進與保健

對於促進人體循環有極佳效果，是良好的心臟滋補劑，可幫助消炎收斂、緩解心悸、調整心律不整現象。還能溫暖放鬆人體肌肉緊繃、消弭僵硬疼痛。

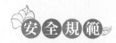

1.孕期慎用。

2.注意使用劑量，對皮膚易顯刺激。

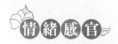

沐浴在陽光下，專注舒活且自在。

零陵香豆 *Tonka Beans*

拉丁學名：*Dipteryx odorata*

　　屬於豆科開花物種，原產於中美洲及南美洲北部的熱帶雨林，是半落葉植物，於西元1800年被帶入法國，活躍於香水工業時期，市售的零陵香豆精油是採擷於其香味甜而濃烈的種子，蘊含約45%的香豆素，具有絕佳放鬆助眠、抗凝血、抗炎、抗氧化之特性。據研究顯示，高劑量香豆素攝入具有潛在神經、心臟血管及肝臟毒性，因此1954年被美國FDA禁止其添加於食品，但仍廣為運用於香水調製、化妝品添加、菸斗及酒品（例如苦艾酒）調味上。在芳療臨床使用上，則建議適量並以合宜方式調製，在神經元保護及心血管風險降低皆具顯著之成效，據研究發現機轉多歸因於良好自由基清除作用。

　　儘管零陵香豆已被證實有毒，若過量攝取可能迅速造成人體傷害（大約5g零陵香豆粉末，就足以讓綿羊致命），但風靡零陵香豆的美食愛好者仍然趨之若鶩，那魔性的味道被描述成混合香草、杏仁、櫻桃及肉桂的迷人氣息，讓饕客沉迷而無法自拔，而其實肉桂所蘊藏的香豆素一樣極高，每日1茶匙肉桂粉就已超出有毒攝取劑量。

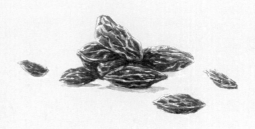

植物科別	豆科
萃取部位	種子,溶劑萃取法
香氣特徵	芬芳甜美溫潤濃郁,像現割青草夾雜香草、焦糖及甘草馨香

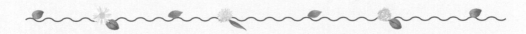

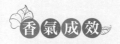 香氣成效

1 肌肉痠痛及特殊養護

良好的抗痙攣效果,尤以精神緊張造成之肌肉緊繃與痠痛最為有效;對於橘皮組織護理及減緩風濕性關節炎的成效亦顯著。還可針對胃腸疼痛不適緩解,有助於消化促進保健。

2 神經麻醉特性

其潛在毒性有緩解慢性神經性疼痛的極佳成效。能賦予溫暖感受、改善情緒,消除沮喪與恐懼,另外還有良好的助眠效果。

③ 生殖保健

間接調節荷爾蒙，香氣對大腦可產生極度放鬆作用，也是良好的催情劑（提振性慾、性功能），還能抗痙攣（經痛）。

④ 暖性促循環

有助於收縮血管、改善末稍血循不良、降低血栓、化瘀，另可強化心臟功能、緩解淋巴阻塞型腫脹（水腫）。

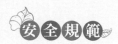

安全規範

1.具肝毒性，嚴忌口服。

2.少量調製且勿長期使用。

3.孕期、哺乳期忌用。

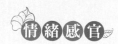

情緒感官

喚醒兒時單純自我，在忙碌生活中回歸屬於自己的節奏。

粉紅胡椒 *Pink Pepper*

🌿 拉丁學名：*Schinnus molle*

　　原產於秘魯的安地斯山脈，是古印加人極為崇高的聖樹，因外型類似胡椒、漿果粉紅，故被取名為「粉紅胡椒」，或因地域取名又稱為秘魯胡椒或巴西胡椒。但雖名為胡椒，卻是漆樹科肖乳香屬，是腰果和開心果的旁系樹種，漿果香氣迷人濃郁、蘊含胡椒的辛辣、松木及水果的沉穩與香甜。

　　粉紅胡椒超過40%月桂烯及獨特化合成分，極具抑制革蘭氏陽性菌活性作用，民間醫學廣泛用於對抗感染，是極佳抗菌、抗氧化、抗糖尿及抗發炎作用的良方，用來滿足各種健康需求，並且維護新陳代謝以啟動人體防禦所需。

　　不僅漿果有香氣，粉紅胡椒的樹皮和葉子亦十分芬芳，可隨意壓碎後吸嗅它特有的氣味，也可以浸於熱水中，再以毛巾沾附施以熱敷，有助於人體驅風發汗、消弭局部肌肉疼痛，達到活膚滋養與緊緻潤澤之成效。

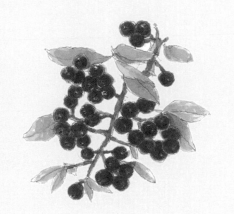

植物科別	漆樹科
萃取部位	果實，蒸氣蒸餾法
香氣特徵	木質馨香夾雜著果香，馥郁且溫暖

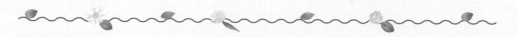

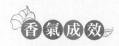

香氣成效

1 提振免疫力和代謝

在民間，粉紅胡椒廣泛作用於對抗感染，是傳統的抗菌劑，大多用來抑制菌種活性，針對金黃葡萄球菌及大腸桿菌的抑制及殺菌皆有成效；還能良好地促進循環系統，強力增加人體新陳代謝率。

2 良好消化保健

粉紅胡椒的漿果蘊藏檸檬般的清新果味和胡椒特質，氣息清爽怡人。自古多用作調味品，以提升菜餚美味，有助於消化系統運作並提振食慾，同時兼具消炎止痛特性，是腸胃保健的極佳良方。

③ 促進呼吸道健康、平撫情緒

粉紅胡椒蘊含溫暖鎮定的特質，有助於維繫呼吸道順暢且調控呼吸頻率，據研究顯示，它能緩解精神壓力及情緒焦躁，讓人感到平和舒適。此外還可幫助緩解呼吸道感染症狀，以維繫人體健康。

④ 暖性放鬆之成效

獨特檸檬烯成分，能有效舒緩情緒緊繃並放鬆神經系統，其循環疏通特質得以利尿、消水腫，並有助維持人體細胞功能且驅逐排除毒素，針對關節炎症狀極具輔助緩和之成效。

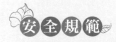

需留意對於肌膚刺激的特性，宜少量調製並注意劑量。

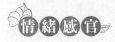

沉著內斂，自信穩健且活力歡愉。

薰衣草森林
LAVENDER COTTAGE

來自薰衣草森林的放鬆療癒

獨家蒸氣霜質地，輕盈涼感、不黏膩
遇上薰衣草的純淨療癒
猶如清爽微風、釋放身體疲憊
搭配輕柔按摩，輕鬆打造舒壓HOME SPA!

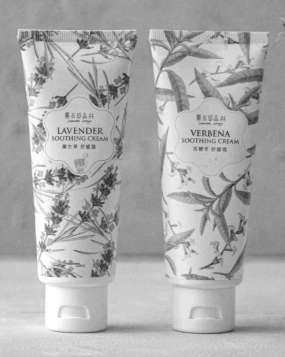

温和舒心氣息

涼感蒸氣霜

植萃複方精油

訂購官網

Facebook

Lavender Soothing Cream

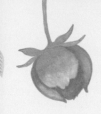

會呼吸的精油！
來自德國的拉佛倫娜有機精油

LIGHT OF NATURE創始人為德國煉金學家史丹納博士Dr. Rudolf Steiner，創立於1982年德國中南部的Vogel Sberg地區，原名「植物世家」，堅持以地球之母的象徵，給予溫暖堅毅的保護，匯集天地萬物精華所賦予的生命能量來製作精油與保養品。

禪靈　複方純精油・複方調和油

寧靜沉穩的香氣、帶您漫步在清新草香的日式禪園之中，營造緩心冥想的氛圍，沉靜且心安。

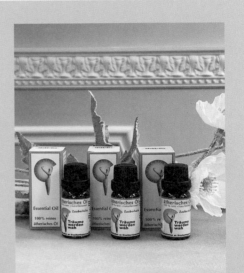

「禪靈」穩定心神的療癒處方（10ml）

香 草	氣味濃郁雅致，具深度放鬆迷人氣息
乳 香	溫柔呵護、緩解身心壓力與疲憊痛楚
綠 橘	輕盈愉悅、振奮身心且收攏紛亂心神
絲 柏	排除停滯緊繃，創造開闊流動與疏通
雪 松	鉛筆淡雅香氣，賦予穩定沉著驅動力
紫 檀	遼闊深遠、蘊含冥想心安的禪定馨香

幸福圓滿　複方純精油・複方調和油

幸福的氣息在一絲一縷的瞬間，香氣從鼻腔滲入胸腔，溫暖馥郁幸福喜悅，圓滿和樂且放鬆。

「幸福圓滿」愉悅自在的療癒處方（10ml）

羅馬洋甘菊	擁有母親般撫觸暖意，勇於創造無限可能
快樂鼠尾草	極致放鬆舞躍，且豐富生命的價值與感動
葡 萄 柚	喜悅歡愉猶如新生觸動，充滿熱誠且開拓
紅 柑 橘	甜蜜可人氣味，讓人深深著迷且幸福依戀
小葉薰衣草	沉靜舒眠、包容和諧且協助身心回歸清明

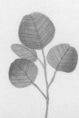
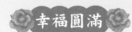
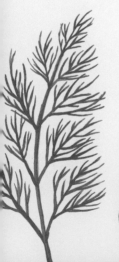

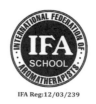
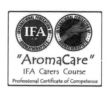

IFA Reg:12/03/239

IFA芳香照護師證照課程
IFA Aromacare Carer's Certificate

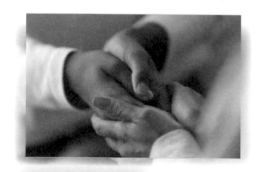

專業芳香照護實踐課程培訓,

讓參與者得以對特定的對象與群體

以國際芳香照護師的身份進行臨床照護!

熱烈招生中
歡迎課程洽詢

[適合課程對象]

- 對芳療整體護理與照護有興趣之人士
- 孩童教育工作者及家長
- 相關 臨床照護者
  (包括:社工/ 護士/ 物理治療師/ 職能治療師)
- 公共衛生及健康促進人員
- 芳療職業人員
- 對兒童、青少年、老年人及特定成人
  有芳療照護執行需求者
- 有志為特殊族群以芳香照護方式提供協助者
  (包括: 居家照護員/ 社區照護師/ 家人)
- 欲取得英國IFA AromaCare國際認證芳香照護證照者

黛田國際芳療學苑
青禾芳香按摩學苑

PureAroma Healing & Massage Academy

相關課程洽詢專線 : (+886) 2-2595-5110
(上班時間週二~週六, 10:00am~17:00pm)
台灣台北市大同區民族西路61號2樓(圓山捷運1號出口)
www.purearoma.tw / info@purearoma.tw
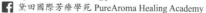 黛田國際芳療學苑 PureAroma Healing Academy

好眠芳療

全方位探究失眠身心缺乏，結合芳療照護、精油調香、好眠儀式，
為你找回睡好覺的原廠設定！

作　　　者　鄭雅文 Vivian
特約攝影　Hand in Hand Photodesign 璞真奕睿影像
插　　　畫　廖增翰 TZENHAN
封面設計　megu
內頁設計　關雅云
責任編輯　蕭歆儀

總　編　輯　林麗文
副　總　編　梁淑玲、黃佳燕
主　　　編　高佩琳、賴秉薇、蕭歆儀
行銷總監　祝子慧
行銷企劃　林彥伶、朱妍靜

出　　　版　幸福文化／遠足文化事業股份有限公司
發　　　行　遠足文化事業股份有限公司（讀書共和國出版集團）
地　　　址　231 新北市新店區民權路 108 之 2 號 9 樓
郵撥帳號　19504465 遠足文化事業股份有限公司
電　　　話　(02) 2218-1417
信　　　箱　service@bookrep.com.tw

法律顧問　華洋法律事務所 蘇文生律師
印　　　製　凱林彩印股份有限公司

出版日期　西元 2023 年 8 月 初版一刷
定　　　價　420 元
ISBN　9786267311271　書號 0HDA0057
ISBN　9786267311370　（PDF）
ISBN　9786267311387　（EPUB）

特別聲明：有關本書中的言論內容，不代表本公司／
出版集團的立場及意見，文責由作者自行承擔。

國家圖書館出版品預行編目(CIP)資料

好眠芳療：全方位探究失眠身心缺
乏，結合芳療照護、精油調香、好眠
儀式，為你找回睡好覺的原廠設定！
/ 鄭雅文 Vivian 著 . -- 初版 . -- 新北
市：幸福文化出版社出版：遠足文化
事業股份有限公司發行 , 2023.08
　　面；　公分
ISBN 978-626-7311-27-1(平裝)

1.CST: 芳香療法 2.CST: 睡眠

418.995　　　　　　　　112008672